David Meyer

Minimal-invasive Eingriffe zur Fettreduktion in der ästhetischen Medizin

bup

David Meyer

Minimal-invasive Eingriffe zur Fettreduktion in der ästhetischen Medizin

ISBN: 978-3-68904-047-5
Erhältlich als Paperback und E-Book

Copyright: Bremen University Press
Erscheinungsort: Bremen
Auflage 1, im Januar 2024
Version 1.0
Printed in EU, UK, USA, JP, AUS
bup@bremenuniversitypress.com
www.bremenuniversitypress.com

David Meyer

Minimal-invasive Eingriffe zur Fettreduktion in der ästhetischen Medizin

Inhalt

VORWORT 4

EINLEITUNG 8

DEFINITION MINIMALINVASIVER METHODEN 8
HISTORISCHE ENTWICKLUNG 9
BEDEUTUNG FÜR DIE ÄSTHETISCHE MEDIZIN 12

KAPITEL 1: GRUNDLAGEN DER FETTREDUKTION 16

ANATOMIE UND PHYSIOLOGIE DES FETTGEWEBES 16
URSACHEN UND VERTEILUNG VON KÖRPERFETT 18
UNTERSCHIEDE ZWISCHEN MINIMALINVASIVER UND CHIRURGISCHER FETTREDUKTION 20
ÜBERBLICK ÜBER MINIMAL-INVASIVE METHODEN 22

KAPITEL 2: VORBEREITUNG 25

AUSWAHL DES RICHTIGEN VERFAHRENS 25
BERATUNGSGESPRÄCH 27
MEDIZINISCHE VORAUSSETZUNGEN UND KONTRAINDIKATIONEN ... 29
REALISTISCHE ZIELSETZUNG 33

KAPITEL 3: INJEKTIONSLIPOLYSE (FETT-WEG-SPRITZE) ... 35

ABRENZUNG ZU ABNEHMSPRITZEN 35
ABGRENZUNG ZU LEMON BOTTLE JAB 36
FUNKTIONSWEISE DER INJEKTIONSLIPOLYSE 39
BEHANDLUNGSABLAUF UND TECHNIKEN 40

WIRKSAMKEIT UND STUDIEN	43
MÖGLICHE RISIKEN UND NEBENWIRKUNGEN	44

KAPITEL 4: KRYOLIPOLYSE — 46

KÄLTEANWENDUNG ZUR FETTREDUKTION	46
ABLAUF DER KRYOLIPOLYSE-BEHANDLUNG	47
BEHANDLUNGSPROTOKOLLE	48
GERÄTETECHNIK	50
LANGZEITEFFEKTE UND KLINISCHE STUDIEN	51
SICHERHEIT UND NEBENWIRKUNGEN	53

KAPITEL 5: LASER-LIPOLYSE — 56

GRUNDLAGEN DER LASERTHERAPIE ZUR FETTREDUKTION	56
DURCHFÜHRUNG UND BEHANDLUNGSTECHNIKEN	58
EFFEKTIVITÄT UND FORSCHUNGSERGEBNISSE	60
RISIKEN UND BETREUUNG NACH DER BEHANDLUNG	62

KAPITEL 6: RADIOFREQUENZTHERAPIE — 65

THEORIE UND PRAXIS DER RADIOFREQUENZENERGIE	65
BEHANDLUNGSVERFAHREN	67
GERÄTEEINSTELLUNGEN	68
ERGEBNISSE UND LANGZEITWIRKUNGEN	70
SICHERHEITSASPEKTE UND NEBENWIRKUNGEN	72

KAPITEL 7: ULTRASCHALL-FETTREDUKTION — 75

ULTRASCHALL IN DER ÄSTHETISCHEN MEDIZIN	75
BEHANDLUNGSABLÄUFE UND GERÄTETYPEN	77

Wirksamkeitsnachweise und Patientenerfahrungen	79
Risikomanagement und Nachsorge	81

KAPITEL 8: KOMBINATIONSTHERAPIEN — 84

Kombination verschiedener Techniken	84
Integration nicht-invasiver Methoden	86
Rolle von Ernährung und Fitness	88

KAPITEL 9: ETHIK, GESETZE UND RICHTLINIEN — 91

Ethische Überlegungen in der ästhetischen Medizin	91
Gesetzliche Rahmenbedingungen und Standards	93
Richtlinien für Praktizierende	95
Patientenrechte und -Aufklärung	97
Behandlungskosten	99
Eigenbehandlung	100

KAPITEL 10: ZUKUNFTSAUSSICHTEN — 102

Aktuelle Forschung und zukünftige Entwicklungen	102
Innovative Technologien und neue Ansätze	104

FAZIT — 107

Vorwort

Das Thema Fettreduzierung ist in den letzten Jahrzehnten immer wichtiger geworden, hauptsächlich aufgrund des zunehmenden Bewusstseins für Gesundheit und Wohlbefinden in der Gesellschaft.

Mit der steigenden Prävalenz von Übergewicht und Adipositas, die sowohl in entwickelten als auch in Entwicklungsländern beobachtet wird, wächst die Besorgnis über die damit verbundenen Gesundheitsrisiken wie Herzkrankheiten, Diabetes, Bluthochdruck und einige Krebsarten. Diese Entwicklung hat zu einer verstärkten Nachfrage nach effektiven Methoden zur Gewichts- und Fettreduktion geführt.

Zudem spielt das ästhetische Ideal eines schlanken Körpers in den Medien und der Populärkultur eine bedeutende Rolle, wodurch das Interesse an Fettreduzierung nicht nur aus gesundheitlichen, sondern auch aus kosmetischen Gründen gestiegen ist. Die Fortschritte in der Medizin und Technologie haben zudem neue und effektivere Methoden zur Fettreduktion ermöglicht, sowohl durch chirurgische als auch durch nicht-chirurgische Verfahren. Diese Entwicklungen haben die Zugänglichkeit und die Auswahl an Behandlungsoptionen erweitert, was das Thema noch relevanter gemacht hat. Hinzu kommen das zunehmende Gesundheitsbewusstsein und die Bereitschaft vieler Menschen, in ihre

Gesundheit und ihr Erscheinungsbild zu investieren, was die Bedeutung der Fettreduzierung weiter verstärkt.

Neben minimalinvasiven Methoden gibt es eine Vielzahl von Ansätzen zur Fettreduktion, die sich in ihrer Intensität, ihrem Wirkungsmechanismus und den erforderlichen Ressourcen unterscheiden. Zu den traditionellen und grundlegenden Methoden gehören Ernährungsumstellungen und körperliche Bewegung, die als Eckpfeiler jeder Gewichtsverluststrategie gelten. Eine kalorienreduzierte, ausgewogene Ernährung, die reich an Nährstoffen, aber arm an überflüssigen Kalorien und ungesunden Fetten ist, spielt eine wichtige Rolle bei der Reduzierung von Körperfett. Diäten wie die mediterrane Diät, kohlenhydratarme oder proteinreiche Ernährungspläne sind beliebt, aber der Schlüssel liegt oft in einer langfristigen Umstellung der Essgewohnheiten, die nachhaltig und realistisch ist. Viele scheitern hier und suchen medizinische Hilfe.

Regelmäßige körperliche Aktivität, einschließlich aeroben Übungen wie Laufen, Schwimmen oder Radfahren und Krafttraining, hilft beim Verbrennen von Kalorien und beim Aufbau von Muskelmasse, was wiederum den Grundumsatz erhöht und somit die Fähigkeit des Körpers, Fett effizienter zu verbrennen.

Neben Diät und Bewegung sind Verhaltensänderungen ein wichtiger Aspekt der Fettreduktion. Dies beinhaltet die Arbeit an Gewohnheiten, die zum Gewichtsmanagement beitragen, wie das Einhalten von Essensplänen, das Vermeiden von emotionalem Essen und das Setzen realistischer Ziele. Manchmal ist die Unterstützung durch einen Ernährungsberater, Psychologen oder einen Gewichtsverlust-Coach hilfreich, um diese Verhaltensänderungen zu fördern und aufrechtzuerhalten.

Für einige Menschen kann eine medizinische Intervention erforderlich sein, wenn andere Methoden nicht erfolgreich waren oder gesundheitliche Bedenken bestehen. Dies kann die Verwendung von verschreibungspflichtigen Medikamenten zur Gewichtsreduktion umfassen, die den Appetit unterdrücken oder die Fettaufnahme im Darm reduzieren. Diese Medikamente sind in der Regel für Personen mit einem hohen BMI und zusätzlichen gesundheitlichen Risiken gedacht und müssen unter ärztlicher Aufsicht eingenommen werden.

In einigen Fällen, insbesondere bei extremer Adipositas und damit verbundenen Gesundheitsproblemen, kann eine bariatrische Chirurgie in Betracht gezogen werden. Zu diesen chirurgischen Verfahren gehören Magenbypass, Schlauchmagenoperation oder das Anlegen eines Magenbandes. Diese Eingriffe reduzieren die Größe des Magens oder verändern den Verdauungstrakt, was zu einer erheblichen Gewichtsabnahme führt. Sie erfordern jedoch eine dauerhafte Verpflichtung zu Lebensstiländerungen und regelmäßige medizinische Nachsorge.

Dieses Buch befasst sich mit minimalintensiven Eingriffen, die vielfach beliebt sind, weil sie schnelle Erfolge versprechen und relativ einfach und risikolos anzuwenden sind. Ob dies der Fall ist, soll dieser Ratgeber untersuchen.

Paris, 17.12.2023

Die Autoren

Einleitung

Definition minimalinvasiver Methoden

Minimalintensive Methoden zur Fettreduktion beziehen sich auf Verfahren, die einen geringen Eingriff in den Körper erfordern und meist mit minimalen Risiken oder Nebenwirkungen verbunden sind. Diese Methoden sind darauf ausgerichtet, lokale Fettdepots zu reduzieren, ohne die Notwendigkeit einer umfassenden chirurgischen Intervention wie bei einer traditionellen Liposuktion. Sie bieten eine attraktive Option für Menschen, die nach einer effektiven, aber weniger invasiven Lösung für Fettreduktion suchen.

Im Kern basieren minimalintensive Methoden auf dem Prinzip, Fettzellen in bestimmten Körperregionen gezielt zu behandeln, ohne dabei umliegende Strukturen wie Haut, Muskeln oder internes Gewebe zu beeinträchtigen. Dazu werden verschiedene Technologien genutzt, die auf unterschiedliche Weise auf die Fettzellen einwirken. Manche Methoden nutzen Kälte (Kryolipolyse), andere Hitze (Laser- oder Radiofrequenztherapie) oder chemische Substanzen (Injektionslipolyse), um Fettzellen abzubauen. Das Ziel ist es, die Fettzellen so zu beeinflussen, dass sie vom Körper als Abfallprodukte erkannt und auf natürliche Weise abgebaut und ausgeschieden werden.

Ein wesentlicher Vorteil dieser Methoden ist, dass sie meist ambulant durchgeführt werden können und nur eine geringe oder gar keine Erholungszeit erfordern. Patienten können oft unmittelbar nach der Behandlung zu ihren normalen Aktivitäten zurückkehren. Dies ist ein großer Unterschied zu invasiven chirurgischen Eingriffen, die in der Regel eine längere Erholungsphase und ein höheres Risiko für Komplikationen mit sich bringen.

Obwohl minimalintensive Methoden als sicher gelten und in vielen Fällen wirksam sind, sind die Ergebnisse in der Regel subtiler und weniger sofort sichtbar als bei invasiveren Verfahren.

Historische Entwicklung

Die historische Entwicklung und moderne Trends bei minimalintensiven Methoden zur Fettreduzierung spiegeln den kontinuierlichen Fortschritt in der medizinischen Technologie und das wachsende Interesse an ästhetischen Behandlungen wider.

Ursprünglich waren Fettreduktionsmethoden stark invasiv und beschränkten sich größtenteils auf chirurgische Verfahren wie die Liposuktion, die in den 1970er-Jahren populär wurde. Liposuktion, oft auch als Fettabsaugung bezeichnet, ist ein chirurgischer Eingriff in der ästhetischen Medizin, der darauf abzielt, Fettdepots an verschiedenen Körperstellen zu reduzieren. Der Prozess beinhaltet das Einbringen einer kleinen Kanüle, verbunden mit einem Vakuumgerät, durch kleine Schnitte in die Haut, um überschüssiges Fett aus dem Körper zu entfernen. Diese Technik ermöglicht es, gezielt Bereiche mit hartnäckigen Fettansammlungen anzugehen, die oft nicht auf Diät oder Sport ansprechen, wie zum Beispiel am Bauch, an den Hüften, Oberschenkeln oder am Rücken.

Die Liposuktion ist nicht als Methode zur Gewichtsreduktion gedacht, sondern vielmehr als eine Möglichkeit zur Körperkonturierung. Es ist ideal für Personen, die nahe ihrem idealen Körpergewicht sind, aber bestimmte Bereiche mit überschüssigem Fett verändern möchten.

Obwohl es sich um einen relativ sicheren Eingriff handelt, sind mit der Liposuktion Risiken verbunden, wie bei jedem chirurgischen Eingriff. Dazu gehören Komplikationen wie Infektionen, Blutungen, Taubheitsgefühle oder ungleichmäßige Konturen. Die Liposuktion hat sich zu einer der beliebtesten und häufig durchgeführten kosmetischen Operationen weltweit entwickelt, da sie effektive und sofort sichtbare Ergebnisse in der Körperkonturierung bietet. Allerdings handelt es sich hier um einen schwerwiegenden körperlichen Eingriff, anders als bei minimalinvasiven Methoden.

Die Liposuktion revolutionierte die ästhetische Medizin durch ihre Fähigkeit, große Mengen an Fett zu entfernen, war jedoch mit Risiken wie Infektionen, langer Erholungszeit und möglichen Unregelmäßigkeiten in der Haut verbunden. Mit der Zeit wuchs das Bedürfnis nach sichereren, weniger invasiven Alternativen, die weniger

Ausfallzeit und ein geringeres Risiko für Komplikationen mit sich bringen.

Dies führte in den späten 1990er und frühen 2000er-Jahren zur Entwicklung und Einführung von Technologien, die eine Fettreduktion ohne chirurgische Eingriffe ermöglichen. Diese Innovationen markierten den Beginn der Ära minimalinvasiver Fettreduktionsmethoden.

Der Fokus verlagerte sich zunehmend auf Behandlungen, die gezielte Fettdepots ansprechen und gleichzeitig die umliegende Haut und das Gewebe unberührt lassen. Die Fortschritte in der Laser- und Kryotechnologie ermöglichten Verfahren wie die Laser-Lipolyse und die Kryolipolyse, die selektiv Fettzellen durch kontrollierte Anwendung von Wärme oder Kälte abtöten. Diese Methoden boten eine effektive Lösung zur Reduzierung von Fett in bestimmten Bereichen und wurden schnell populär, da sie versprachen, das Aussehen zu verbessern, ohne die Notwendigkeit einer operativen Fettabsaugung.

In den letzten Jahren haben sich die minimalintensiven Methoden deutlich weiterentwickelt und umfassen nun eine Reihe von Technologien, darunter Radiofrequenzbehandlungen, Ultraschalltherapien und Injektionstherapien, die spezielle Verbindungen nutzen, um Fettzellen aufzulösen. Diese Innovationen haben die Behandlungsoptionen erweitert und bieten personalisierte Lösungen für verschiedene Körperbereiche und Fetttypen.

Die neuesten Trends in diesem Bereich konzentrieren sich auf die Kombination verschiedener Technologien, um synergistische Effekte zu erzielen und die Ergebnisse zu verbessern. Zudem gibt es einen zunehmenden Fokus auf Behandlungen, die neben der Fettreduktion auch eine Hautstraffung ermöglichen, um ein ganzheitliches ästhetisches Ergebnis zu erzielen. Die Forschung konzentriert sich auch darauf, die Sicherheit und Wirksamkeit der Verfahren weiter zu verbessern und die Behandlungsergebnisse vorhersehbarer und konsistenter zu machen.

Parallel zu diesen technologischen Fortschritten hat sich auch ein verstärktes Bewusstsein für die Bedeutung eines gesunden Lebensstils als Ergänzung zu diesen Verfahren entwickelt. Dies umfasst eine ausgewogene Ernährung und regelmäßige Bewegung, um die Ergebnisse zu optimieren und zu erhalten.

Zusammenfassend haben sich minimalintensive Methoden zur Fettreduzierung von rein chirurgischen Ansätzen zu einer Vielfalt an technologischen und innovativen Lösungen entwickelt. Diese bieten Patienten sichere, wirksame und personalisierte Optionen zur Körperkonturierung und spiegeln die kontinuierliche Evolution in der ästhetischen Medizin wider.

Bedeutung für die ästhetische Medizin

Die Bedeutung minimalinvasiver Methoden zur Fettreduktion für die ästhetische Medizin reflektiert sowohl die Veränderungen im Verbraucherverhalten als auch die Fortschritte in der medizinischen Technologie.

Diese Methoden haben das Spektrum der ästhetischen Behandlungen erheblich erweitert und zu einem Paradigmenwechsel in der Art und Weise geführt, wie Körperkonturierung und Fettreduktion angegangen werden.

In der Vergangenheit waren ästhetische Eingriffe zur Fettreduktion fast ausschließlich mit dem eingangs dargestellten invasiven chirurgischen Verfahren wie der Liposuktion verbunden, die zwar effektiv, aber auch mit erheblichen Risiken und einer längeren Erholungszeit verbunden waren. Mit dem Aufkommen minimalinvasiver Techniken hat sich das Feld jedoch deutlich gewandelt. Diese Methoden bieten eine sicherere, weniger belastende Alternative für Patienten, die Fett in bestimmten Bereichen reduzieren möchten, ohne sich einer Vollnarkose oder einem umfangreichen chirurgischen Eingriff unterziehen zu müssen. Dadurch wurde ästhetische Medizin einer breiteren Patientengruppe zugänglich.

Ein weiterer wichtiger Aspekt ist die Individualisierung der Behandlung. Minimalinvasive Methoden ermöglichen eine sehr spezifische Zielsetzung und Anpassung an die Bedürfnisse und Wünsche des einzelnen Patienten. Ärzte können jetzt Behandlungen anbieten, die auf die einzigartigen Körperkonturen und ästhetischen Ziele jedes Patienten zugeschnitten sind, was zu höherer Patientenzufriedenheit führt.

Außerdem hat die Entwicklung dieser Methoden die ästhetische Medizin in den Fokus einer gesundheitsbewussteren und fitnessorientierten Gesellschaft gerückt. Da diese Techniken weniger invasiv sind und in der Regel nur minimale bis gar keine Ausfallzeiten erfordern, passen sie gut zu einem modernen Lebensstil, der Wert auf geringe Unterbrechungen legt. Patienten können oft ihre gewohnten Aktivitäten fast unmittelbar nach der Behandlung wieder aufnehmen, was die Attraktivität dieser Verfahren weiter steigert.

Die Einbeziehung minimalinvasiver Fettreduktionsmethoden hat auch das Spektrum der ästhetischen Behandlungsmöglichkeiten erweitert. Es geht nicht mehr nur um die Entfernung unerwünschten Fettes, sondern auch um die Feinabstimmung und Verbesserung der Körperkontur. Die Möglichkeit, subtile, aber bedeutende Veränderungen zu erzielen, hat zu einem neuen Verständnis von Körperästhetik geführt, bei dem es um Optimierung und Verbesserung geht, statt um radikale Veränderungen.

Die ästhetische Medizin hat sich auch aufgrund der minimalinvasiven Techniken in Richtung eines ganzheitlicheren Ansatzes entwickelt. Diese Methoden werden oft als Teil eines umfassenderen Plans zur Körperkonturierung angesehen, der auch Ernährung, Bewegung und manchmal psychologische Unterstützung umfassen kann. Dieser integrative Ansatz spiegelt ein tieferes Verständnis dafür wider, dass wahre Ästhetik nicht nur durch medizinische Eingriffe, sondern durch ein

Zusammenspiel von physischem, mentalem und emotionalem Wohlbefinden erreicht wird.

Schließlich hat die Popularität minimalinvasiver Fettreduktionsmethoden die Forschung und Entwicklung in der ästhetischen Medizin stark vorangetrieben. Die ständige Suche nach effektiveren, sichereren und komfortableren Behandlungsmöglichkeiten treibt die Innovation voran, was zu einer ständigen Verbesserung der Technologien und Techniken führt. Dies wiederum trägt dazu bei, die Standards in der ästhetischen Medizin kontinuierlich zu erhöhen und das Feld für zukünftige Fortschritte offen zu halten.

Kapitel 1: Grundlagen der Fettreduktion

Anatomie und Physiologie des Fettgewebes

Das Fettgewebe, auch bekannt als Adiposegewebe, spielt in der menschlichen Anatomie und Physiologie eine wichtige Rolle. Es ist mehr als nur ein Energiespeicher; es fungiert als wichtiges endokrines (= Hormone Freisetzendes) Organ, das zahlreiche Körperfunktionen beeinflusst.

Anatomisch betrachtet, ist Fettgewebe im ganzen Körper verteilt. Es gibt zwei Haupttypen von Fettgewebe: weißes Adiposegewebe (WAT) und braunes Adiposegewebe (BAT). Weißes Fett ist am häufigsten im menschlichen Körper vorhanden und ist vor allem für die Energiespeicherung zuständig. Es speichert überschüssige Kalorien in großen Fetttropfen, die in den Zellen eingelagert werden. Diese Fettzellen, oder Adipozyten, können sich bei Gewichtszunahme vergrößern und bei Gewichtsabnahme verkleinern. Weißes Fett dient auch als Isolierung und Polsterung für Organe und Gewebe und trägt zur hormonellen Regulation bei.

Braunes Fett hingegen ist vor allem bei Säuglingen zu finden und spielt eine entscheidende Rolle bei der Wärmeproduktion. Es enthält zahlreiche kleinere Fetttropfen und eine hohe Anzahl an Mitochondrien, die ihm seine charakteristische braune Farbe geben. Diese Mitochondrien ermöglichen die Umwandlung von Fett in

Wärme, ein Prozess, der als Thermogenese bekannt ist. Bei Erwachsenen ist braunes Fett weniger verbreitet, aber jüngste Forschungen deuten darauf hin, dass es auch bei der Regulation des Körpergewichts eine Rolle spielen könnte.

Auf physiologischer Ebene ist Fettgewebe für die Produktion verschiedener Hormone und Zytokine verantwortlich, die eine Vielzahl von Körperfunktionen beeinflussen. Eines dieser Hormone ist Leptin, das eine Schlüsselrolle bei der Regulierung des Hungergefühls und des Energiehaushalts spielt. Leptin wird von Fettzellen ausgeschüttet und signalisiert dem Gehirn, dass genügend Energie gespeichert ist, wodurch das Hungergefühl reduziert wird.

Adiposegewebe ist auch an der Produktion von Adiponektin beteiligt, einem Hormon, das die Insulinsensitivität und den Fettstoffwechsel beeinflusst. Ein niedriger Adiponektinspiegel ist mit Insulinresistenz und Typ-2-Diabetes verbunden. Darüber hinaus produziert Fettgewebe auch Entzündungsmediatoren, die bei chronischer Entzündung und bei Adipositas eine Rolle spielen können.

Interessanterweise beeinflusst das Fettgewebe auch den Stoffwechsel anderer Substanzen im Körper wie Steroide und ist an der Umwandlung von Steroidhormonen beteiligt.

Die Verteilung von Fettgewebe im Körper variiert zwischen den Geschlechtern, was teilweise die unterschiedlichen Muster von Gesundheitsproblemen bei Männern und Frauen erklären kann. Bei Frauen tendiert das Fettgewebe dazu, sich mehr um die Hüften, Oberschenkel und Brust zu konzentrieren, während es sich bei Männern eher im Bauchbereich ansammelt.

Ursachen und Verteilung von Körperfett

Die Ursachen und Verteilung von Körperfett im menschlichen Körper sind von verschiedenen Faktoren abhängig. Diese reichen von genetischen Aspekten über hormonelle Einflüsse bis hin zu Lebensstilfaktoren wie Ernährung und Bewegung.

Genetik spielt eine wichtige Rolle bei der Bestimmung, wo und wie der Körper Fett speichert. Einige Menschen sind genetisch prädisponiert, Fett eher in bestimmten Körperregionen wie dem Bauch, den Hüften oder Oberschenkeln zu speichern. Diese genetische Veranlagung beeinflusst auch, wie leicht oder schwer es für eine Person ist, Gewicht zu verlieren oder zuzunehmen. Studien haben gezeigt, dass die Körperfettverteilung und die Neigung zu Übergewicht oder Adipositas in Familien vererbt werden können.

Hormone haben ebenfalls einen großen Einfluss auf die Fettverteilung. Hormone wie Insulin, Cortisol, Östrogene und Androgene wirken sich auf die Art und Weise aus, wie der Körper Fett speichert und abgibt. Beispielsweise fördert Insulin die Fetteinlagerung, vor allem im Bauchbereich. Cortisol, oft als „Stresshormon" bekannt, kann bei langfristig erhöhten Spiegeln zur Ansammlung von Fett im Bauchraum führen. Geschlechtsspezifische Hormone wie Östrogen und Testosteron beeinflussen ebenfalls die Fettverteilung – Frauen neigen wie dargestellt dazu, mehr Fett im Bereich der Hüften, Oberschenkel und des Gesäßes zu speichern, während Männer eher zu Bauchfett neigen.

Ernährung und Lebensstil sind weitere Faktoren. Eine kalorienreiche, nährstoffarme Ernährung zusammen mit einem sitzenden Lebensstil führt häufig zu einer Zunahme des Körperfetts. Überschüssige Kalorien, insbesondere aus Zucker und gesättigten Fetten, werden als Fett gespeichert. Auch die Menge und Art der konsumierten Nahrung sowie die Häufigkeit der Mahlzeiten können die Art und Weise beeinflussen, wie der Körper Fett speichert und metabolisiert.

Bewegungsmangel ist ein weiterer wesentlicher Faktor. Regelmäßige körperliche Aktivität hilft nicht nur dabei, Kalorien zu verbrennen, sondern beeinflusst auch die Hormonspiegel und verbessert die Insulinsensitivität, was wiederum die Fettverteilung beeinflussen kann.

Alter und Geschlecht sind ebenfalls wichtige Determinanten der Fettverteilung. Mit zunehmendem Alter verändert sich die Körperzusammensetzung – der Muskelanteil nimmt ab und der Fettanteil kann zunehmen. Bei Frauen verändert sich die Fettverteilung nach der Menopause, wobei eine Tendenz zur Zunahme des Bauchfetts beobachtet wird, was teilweise auf hormonelle Veränderungen zurückzuführen ist.

Psychologische Faktoren, wie Stress und Schlafmangel, können ebenfalls einen Einfluss haben. Chronischer Stress und Schlafmangel können zu hormonellen Ungleichgewichten führen, die die Fetteinlagerung und den Appetit beeinflussen.

Zusammenfassend ist die Verteilung und Ansammlung von Körperfett das Ergebnis einer komplexen Wechselwirkung genetischer, hormoneller, lebensstilbedingter und umweltbedingter Faktoren. Das Verständnis dieser Mechanismen ist entscheidend, um effektive Strategien für die Gewichtsregulierung und Körperkonturierung zu entwickeln.

Unterschiede zwischen minimalinvasiver und chirurgischer Fettreduktion

Die Unterschiede zwischen minimalinvasiver und chirurgischer Fettreduktion sind sowohl in Bezug auf die Verfahrenstechniken als auch auf die damit verbundenen klinischen und patientenbezogenen Aspekte bedeutend. Diese Unterschiede manifestieren sich in verschiedenen Bereichen, von der Invasivität der Verfahren über die Erholungszeiten bis hin zu den erwarteten Ergebnissen und Risiken.

Bei der chirurgischen Fettreduktion, insbesondere bei der Liposuktion, handelt es sich um eine operative Methode, bei der Fettzellen physisch aus dem Körper entfernt werden. Diese Verfahren sind typischerweise aggressiver und invasiver, da sie einen chirurgischen

Eingriff erfordern, der in der Regel unter Vollnarkose durchgeführt wird. Die Liposuktion beispielsweise umfasst das Einbringen von Kanülen unter die Haut, um Fettzellen abzusaugen. Solche Eingriffe können eine erhebliche Menge an Fett entfernen und somit deutliche Veränderungen in der Körperkontur erzielen. Allerdings ist die Erholungsphase nach einer chirurgischen Fettreduktion in der Regel länger und kann mit Schmerzen, Schwellungen und Blutergüssen verbunden sein. Es besteht auch ein höheres Risiko für Komplikationen wie Infektionen, Blutungen oder ungleichmäßige Konturen.

Minimalinvasive Methoden zur Fettreduktion hingegen nutzen unterschiedliche Technologien, um Fettzellen zu zerstören oder ihre Größe zu reduzieren, ohne dass größere Einschnitte oder eine Vollnarkose erforderlich sind. Beispiele für solche Techniken sind Kryolipolyse, Laser-Lipolyse, Radiofrequenztherapie und Injektionslipolyse. Diese Verfahren sind in der Regel schmerzärmer und mit weniger Risiken und Nebenwirkungen verbunden. Die Erholungszeit ist meistens kürzer, oft können Patienten ihre normalen Aktivitäten unmittelbar nach der Behandlung wieder aufnehmen. Die Ergebnisse sind jedoch tendenziell subtiler und weniger sofort sichtbar als bei chirurgischen Methoden. Oft sind mehrere Behandlungssitzungen erforderlich, um die gewünschten Effekte zu erzielen.

Ein weiterer wesentlicher Unterschied liegt in der Art und Weise, wie die Ergebnisse erzielt werden. Während chirurgische Methoden sofortige Ergebnisse durch die

Entfernung von Fettzellen bieten, wirken minimalinvasive Techniken allmählich, indem sie den natürlichen Abbau von Fettzellen durch den Körper fördern. Dies führt zu einer graduellen, natürlicher aussehenden Reduktion des Fettgewebes über Wochen oder Monate.

Ein wichtiger Aspekt bei der Wahl zwischen minimalinvasiven und chirurgischen Methoden ist die Zielsetzung des Patienten. Chirurgische Verfahren eignen sich besser für umfangreiche Veränderungen, während minimalinvasive Methoden ideal für Feinabstimmungen und moderate Körperkonturierungen sind. Außerdem sind minimalinvasive Techniken oft die bevorzugte Wahl für Personen, die eine Fettreduktion ohne die Ausfallzeiten und Risiken einer Operation suchen.

Insgesamt sind beide Ansätze wertvolle Instrumente in der ästhetischen Medizin, aber sie unterscheiden sich erheblich in Bezug auf Invasivität, Erholungszeit, Risiken, Behandlungsergebnisse und die Art der Anwendung. Die Entscheidung für das eine oder andere Verfahren hängt von den individuellen Zielen, dem Gesundheitszustand des Patienten und seinen persönlichen Vorlieben ab.

Überblick über minimal-invasive Methoden

Nicht-invasive Methoden der Fettreduktion haben in den letzten Jahren erhebliche Fortschritte gemacht und bieten heute vielfältige Möglichkeiten zur Körperkonturierung ohne die Notwendigkeit chirurgischer Eingriffe.

Diese Techniken basieren auf unterschiedlichen physikalischen Prinzipien, um Fettzellen zu reduzieren oder zu zerstören. Sie sind besonders attraktiv, da sie in der Regel mit wenig bis keinen Ausfallzeiten verbunden sind und ein geringes Risiko für Nebenwirkungen bieten.

Eine der bekanntesten nicht-invasiven Techniken ist die Kryolipolyse, auch unter dem Markennamen CoolSculpting bekannt. Dieses Verfahren nutzt kontrollierte Kühlung, um Fettzellen gezielt zu unterkühlen und zum Absterben zu bringen. Die behandelten Fettzellen werden über die natürlichen Stoffwechselprozesse des Körpers abgebaut und ausgeschieden. Die Kryolipolyse ist besonders effektiv für lokalisierte Fettansammlungen und wird häufig für Bereiche wie den Bauch, die Oberschenkel und die Flanken verwendet.

Eine weitere populäre Methode ist die Laser-Lipolyse, die Laserenergie verwendet, um Fettzellen zu erwärmen und zu zerstören. Im Gegensatz zur Kryolipolyse, die Kälte verwendet, arbeitet die Laser-Lipolyse mit Hitze. Diese Methode kann auch dazu beitragen, die Haut zu straffen, indem sie die Produktion von Kollagen und Elastin anregt.

Radiofrequenztherapien nutzen hochfrequente Energie, um Wärme in den tieferen Hautschichten zu erzeugen. Diese Wärme kann die Fettzellen beschädigen und gleichzeitig die Hautstraffung fördern. Radiofrequenz wird oft in Kombination mit anderen Techniken wie

Massage oder Infrarotlicht verwendet, um die Effektivität zu erhöhen.

Ultraschalltherapie ist eine weitere nicht-invasive Option. Bei dieser Methode werden hochintensive Schallwellen eingesetzt, um Fettzellen zu zerstören. Die Ultraschalltherapie ist besonders für ihre Präzision bekannt und ermöglicht eine gezielte Behandlung bestimmter Körperbereiche.

Neben diesen energiebasierten Verfahren gibt es auch mechanische Methoden wie die Massage-Therapie, die oft in Kombination mit anderen Technologien eingesetzt wird, um die Lymphdrainage zu fördern und den Abbau von Fettzellen zu unterstützen.

Zusätzlich zu diesen Techniken gibt es auch eine Vielzahl von topischen Cremes und Lotionen, die behaupten, die Fettreduktion zu unterstützen. Diese Produkte enthalten oft Inhaltsstoffe, die darauf abzielen, die Durchblutung in den behandelten Bereichen zu erhöhen oder die Fettverbrennung zu fördern. Während einige Nutzer positive Ergebnisse berichten, ist die wissenschaftliche Unterstützung für die Wirksamkeit solcher topischen Behandlungen oft begrenzt.

Kapitel 2: Vorbereitung

Auswahl des richtigen Verfahrens

Die Auswahl des richtigen Verfahrens für nichtinvasive Methoden der Fettreduzierung ist ein vorgelagerter Prozess, der mehrere wichtige Faktoren berücksichtigen muss. Diese Entscheidung wird stark von individuellen Zielen, körperlichen Eigenschaften, medizinischer Vorgeschichte und persönlichen Präferenzen beeinflusst. Ein umfassendes Verständnis der verschiedenen verfügbaren Optionen und ihrer spezifischen Wirkungsweisen ist für eine informierte Entscheidung unerlässlich.

Zunächst ist es wichtig, die **eigenen Ziele und Erwartungen** klar zu definieren. Nichtinvasive Methoden eignen sich in der Regel am besten für Personen, die moderate Fettreduzierungen in spezifischen Bereichen anstreben, statt für eine umfassende Gewichtsabnahme. Diese Methoden sind ideal, um hartnäckige Fettdepots anzugehen, die auf Diät und Bewegung nicht ansprechen. Patienten sollten realistische Erwartungen bezüglich der Ergebnisse haben, da nichtinvasive Methoden in der Regel subtilere Veränderungen bewirken als chirurgische Eingriffe.

Die **Analyse der spezifischen Körperbereiche**, die behandelt werden sollen, ist ein weiterer wichtiger Schritt. Verschiedene Technologien können je nach Körperregion unterschiedlich effektiv sein. Zum Beispiel kann

Kryolipolyse für Bauchfett gut geeignet sein, während Ultraschalltherapie möglicherweise bessere Ergebnisse an den Oberschenkeln erzielt.

Die **medizinische Vorgeschichte** und gesundheitliche Bedingungen sind ebenfalls zu berücksichtigen. Bestimmte Vorerkrankungen oder Gesundheitszustände können die Eignung für bestimmte Fettreduktionsverfahren beeinflussen. Zum Beispiel könnten Personen mit bestimmten Hauterkrankungen oder Empfindlichkeiten weniger geeignet für Verfahren sein, die Wärme oder Kälte nutzen. Dazu später mehr.

Es ist auch wichtig, die verschiedenen verfügbaren Technologien und ihre jeweiligen **Vor- und Nachteile** zu verstehen. Beispielsweise arbeitet die Kryolipolyse durch das Einfrieren von Fettzellen, was eine schrittweise Reduktion des Fettgewebes über Wochen oder Monate hinweg bewirkt. Laser-Lipolyse hingegen nutzt Wärmeenergie, um Fettzellen abzubauen, was auch zu einer gewissen Hautstraffung führen kann. Jede Methode hat ihre eigenen spezifischen Merkmale, und die Auswahl sollte auf der Grundlage dessen getroffen werden, was am besten zu den individuellen Bedürfnissen und Erwartungen passt.

Die **Verfügbarkeit** und der Zugang zu den Technologien sind ebenfalls relevante Überlegungen. Einige Verfahren sind möglicherweise nicht in allen Kliniken oder geografischen Regionen verfügbar. Zudem variieren die **Kosten** für die verschiedenen Methoden erheblich, was ebenfalls in die Entscheidungsfindung einfließen sollte.

Letztlich ist eine professionelle Beratung durch einen qualifizierten Facharzt unerlässlich. Ein erfahrener Arzt kann eine gründliche Bewertung durchführen, spezifische Empfehlungen abgeben und dabei helfen, ein klares Bild von den zu erwartenden Ergebnissen und dem gesamten Behandlungsverlauf zu vermitteln. Dieses Fachwissen ist unverzichtbar, um eine fundierte und sichere Entscheidung zu treffen.

Beratungsgespräch

Das Beratungsgespräch dient als Grundlage für eine erfolgreiche Behandlung, indem es sicherstellt, dass die Erwartungen des Patienten und die Möglichkeiten der Behandlung aufeinander abgestimmt sind. Das Gespräch bietet eine Gelegenheit für eine umfassende Bewertung und ermöglicht es dem Arzt oder Therapeuten, einen individuellen Behandlungsplan zu entwickeln, der auf die spezifischen Bedürfnisse und Ziele des Patienten zugeschnitten ist.

Während des Beratungsgesprächs wird der Arzt die medizinische Vorgeschichte des Patienten, einschließlich früherer Krankheiten, aktueller Gesundheitszustände und eventueller Medikationen, gründlich erfragen. Diese Informationen sind entscheidend, um mögliche Risiken oder Kontraindikationen für bestimmte Fettreduktionsverfahren zu identifizieren. Zum Beispiel könnten bestimmte Gesundheitszustände wie

Hauterkrankungen oder Blutungsstörungen einige Behandlungsoptionen ausschließen.

Darüber hinaus ermöglicht das Beratungsgespräch eine offene Diskussion über die ästhetischen Ziele des Patienten. Der Arzt kann Fragen stellen, um genau zu verstehen, welche Bereiche des Körpers der Patient verändern möchte und welche Art von Ergebnissen erwartet werden. Diese Diskussion hilft dabei, realistische Erwartungen zu setzen. Nicht-invasive Methoden bieten oft subtilere Ergebnisse als chirurgische Eingriffe, und es ist wichtig, dass Patienten dies verstehen und ihre Erwartungen entsprechend anpassen.

Ein weiterer wichtiger Aspekt des Beratungsgesprächs ist die Aufklärung über die verschiedenen verfügbaren Behandlungsoptionen. Der Arzt wird detailliert die Funktionsweise der verschiedenen Technologien erklären, einschließlich ihrer Vor- und Nachteile, des erwarteten Behandlungsverlaufs, der Anzahl der erforderlichen Sitzungen und der möglichen Nebenwirkungen. Diese Informationen helfen dem Patienten, eine informierte Entscheidung über die Behandlung zu treffen.

Das Beratungsgespräch bietet auch eine Gelegenheit, Fragen zu klären und Bedenken zu besprechen. Patienten können Fragen zu Kosten, Dauer, Erholungszeit, Pflege nach der Behandlung und langfristigen Ergebnissen stellen. Ein gut informierter Patient ist eher in der Lage, aktiv an der Entscheidungsfindung und dem Behandlungsprozess teilzunehmen.

Schließlich kann der Arzt während des Beratungsgesprächs auch auf die Bedeutung eines gesunden Lebensstils hinweisen. Obwohl nicht-invasive Methoden zur Fettreduktion effektiv sein können, sind sie am effektivsten, wenn sie mit einer ausgewogenen Ernährung und regelmäßiger Bewegung kombiniert werden. Diese ganzheitliche Herangehensweise hilft, die Ergebnisse der Behandlung zu maximieren und langfristig aufrechtzuerhalten.

Insgesamt ist das Beratungsgespräch ein wesentlicher Bestandteil des Prozesses der nichtinvasiven Fettreduktion. Es bildet die Grundlage für eine erfolgreiche Behandlung, indem es sicherstellt, dass sowohl der Patient als auch der Behandler auf derselben Seite stehen, was die Ziele, Erwartungen und den Behandlungsplan betrifft.

Medizinische Voraussetzungen und Kontraindikationen

Medizinische Voraussetzungen und Kontraindikationen sind wesentliche Aspekte auch bei der Beurteilung der Eignung für nichtinvasive Fettreduktionsverfahren. Die Beachtung dieser Faktoren ist wichtig, um die Sicherheit und Wirksamkeit der Behandlung zu gewährleisten.

Bei der Inanspruchnahme nichtinvasiver Methoden zur Fettreduktion muss geprüft werden, ob die Patienten bestimmte **medizinische Voraussetzungen** erfüllen, um optimale Ergebnisse zu erzielen und das Risiko von Komplikationen zu minimieren.

Ein guter allgemeiner Gesundheitszustand ist fundamental. Patienten sollten zudem idealerweise frei von schwerwiegenden medizinischen Erkrankungen sein, da solche Zustände das Risiko von Komplikationen während oder nach der Behandlung erhöhen könnten.

Es ist ebenfalls wichtig, dass Patienten realistische Erwartungen an die Behandlung haben. Nichtinvasive Methoden zur Fettreduktion sind hauptsächlich darauf ausgelegt, moderate Fettansammlungen an bestimmten Stellen zu reduzieren, und sind nicht als Ersatz für umfassende Gewichtsverlustprogramme zu sehen. Solche Behandlungen sind am effektivsten, wenn der Patient ein relativ stabiles Körpergewicht hat. Starke Gewichtsschwankungen können die Langzeiteffektivität der Behandlung beeinträchtigen und sollten daher vermieden werden.

Der Zustand der Haut spielt ebenfalls eine wichtige Rolle. Gesunde Haut ohne aktive Infektionen, Wunden oder schwere Hauterkrankungen im Zielbereich der Behandlung ist wesentlich, um die Risiken zu verringern und die Heilung zu fördern. Außerdem ist eine ausreichende Hautelastizität von Vorteil, um unerwünschte Hauterschlaffungen nach der Fettreduktion zu vermeiden. Dies hilft, die ästhetischen Ergebnisse zu verbessern und die Haut straff und glatt zu halten.

Bei der Planung nichtinvasiver Fettreduktionsbehandlungen ist es weiter unerlässlich, **potenzielle Kontraindikationen** zu berücksichtigen, um die Sicherheit des Patienten zu gewährleisten und das Risiko von Komplikationen zu minimieren.

Patienten mit **schweren chronischen Erkrankungen** wie Herz-Kreislauf-Leiden, Leber- oder Nierenerkrankungen sollten mit Vorsicht behandelt werden, da diese Bedingungen das Komplikationsrisiko erhöhen können. Blutgerinnungsstörungen, beispielsweise Hämophilie oder die Einnahme von Blutverdünnern, erhöhen ebenfalls das Risiko von Blutungen, was bei der Planung von Eingriffen berücksichtigt werden muss.

Schwangere und stillende Frauen sollten auf nichtinvasive Fettreduktionsverfahren verzichten, da die Auswirkungen auf das ungeborene oder gestillte Kind unklar sind. Aktive Hauterkrankungen wie Ekzeme, Psoriasis oder Infektionen im Behandlungsbereich können ebenfalls Kontraindikationen darstellen, da diese Zustände durch den Eingriff verschlimmert werden könnten.

Patienten **mit implantierten medizinischen Geräten** wie Herzschrittmachern oder Defibrillatoren sollten gewisse Verfahren meiden, besonders solche, die elektrische oder magnetische Energie nutzen. Ähnlich verhält es sich mit Metallimplantaten im Behandlungsbereich, die bei Verfahren wie der Radiofrequenztherapie problematisch sein können.

Endokrine Störungen wie eine über- oder unteraktive Schilddrüse können ebenfalls die Ergebnisse beeinträchtigen und sollten vor der Behandlung stabilisiert werden. Patienten, die kürzlich chirurgische Eingriffe hatten, insbesondere im Bereich der geplanten Behandlung, müssen möglicherweise warten, bis sie sich vollständig erholt haben, bevor sie eine nichtinvasive Fettreduktion in Betracht ziehen.

Bei **aktiven Krebserkrankungen** oder einer Krebsvorgeschichte im Behandlungsbereich ist Vorsicht geboten, und solche Patienten sind oft von der Behandlung ausgeschlossen. Allergien oder Unverträglichkeiten gegenüber Substanzen, die in bestimmten Behandlungen verwendet werden, beispielsweise bei der Injektionslipolyse, müssen ebenfalls berücksichtigt werden. Darüber hinaus können bestimmte Autoimmunerkrankungen das Risiko von Nebenwirkungen erhöhen.

Eine sorgfältige medizinische Untersuchung und Anamnese sind daher unerlässlich, um sicherzustellen, dass der Patient für die Behandlung geeignet ist. Es ist wichtig, dass Patienten alle relevanten medizinischen Informationen offenlegen, um eine fundierte Entscheidung über die Eignung für die Behandlung zu ermöglichen. Diese umfassende Evaluierung hilft, das Risiko zu minimieren und die Sicherheit und Wirksamkeit der Behandlung zu maximieren.

Realistische Zielsetzung

Das Erwartungsmanagement und die Setzung realistischer Ziele sind grundlegende Elemente bei der Planung und Durchführung nichtinvasiver Fettreduktionsverfahren. Sie spielen eine entscheidende Rolle für die Zufriedenheit des Patienten und den Erfolg der Behandlung. Die richtige Einstellung der Erwartungen und die klare Kommunikation darüber, was realistischerweise erreicht werden kann, verhindern Enttäuschungen und Missverständnisse.

Zunächst ist es wichtig, dass Patienten verstehen, dass nichtinvasive Fettreduktionsmethoden für gezielte, moderate Körperkonturierungen gedacht sind und nicht als Mittel zur Gewichtsreduktion oder als Ersatz für einen gesunden Lebensstil. Diese Verfahren sind am besten geeignet, um hartnäckige Fettdepots anzugehen, die auf Diät und Bewegung nicht ansprechen, und nicht für eine umfassende Gewichtsabnahme.

Patienten sollten auch darüber aufgeklärt werden, dass die Ergebnisse nicht sofort sichtbar sind. Im Gegensatz zu chirurgischen Verfahren, bei denen das Fett physisch entfernt wird, benötigen nichtinvasive Methoden Zeit, um sichtbare Veränderungen zu bewirken. Der Körper braucht Zeit, um die behandelten Fettzellen auf natürliche Weise abzubauen und auszuscheiden. Dies kann je nach Methode und individuellem Stoffwechsel des Patienten Wochen oder sogar Monate dauern.

Eine weitere wichtige Komponente des Erwartungsmanagements ist die Verständigung darüber, dass möglicherweise mehrere Behandlungssitzungen erforderlich sind, um die gewünschten Ergebnisse zu erzielen. Während einige Patienten nach einer einzigen Sitzung zufriedenstellende Ergebnisse erzielen, benötigen andere möglicherweise zusätzliche Sitzungen, um die angestrebten Verbesserungen zu erreichen.

Darüber hinaus ist es entscheidend, dass Patienten darüber informiert werden, dass die Ergebnisse der Fettreduktion oftmals nicht permanent sind, wenn sie nicht durch einen gesunden Lebensstil unterstützt werden. Eine ausgewogene Ernährung und regelmäßige Bewegung sind unerlässlich, um die Ergebnisse der Behandlung zu erhalten und eine erneute Ansammlung von Fett zu verhindern.

Patienten sollten auch über mögliche Nebenwirkungen und Risiken der verschiedenen Behandlungsmethoden aufgeklärt werden. Obwohl nichtinvasive Verfahren im Allgemeinen als sicher gelten und mit weniger Risiken verbunden sind als chirurgische Eingriffe, können sie dennoch zu Nebenwirkungen wie Rötungen, Schwellungen, Blutergüssen oder Unbehagen im Behandlungsbereich führen.

Kapitel 3: Injektionslipolyse (Fett-weg-Spritze)

Die Injektionslipolyse, auch bekannt als Fett-weg-Spritze, ist eine anerkannte minimalinvasive Methode zur Reduzierung lokalisierter Fettansammlungen. Der Wirkmechanismus und die verwendeten Substanzen bei diesem Verfahren basieren auf der gezielten Zerstörung von Fettzellen durch chemische Substanzen.

Abrenzung zu Abnehmspritzen

Nicht zu verwechseln hiermit sind ebenfalls im Volksmund als sogenannte Abnehmspritzen bezeichnete Medikamente wie Ozempic (Wirkstoff Semaglutid), Wegovy, Saxenda, Contrave und andere. Diese sind kein Bestandteil minimalinvasiver Maßnahmen zur Fettreduktion in der ästhetischen Medizin.

Ozempic ist ein Medikament, das ursprünglich für die Behandlung von Typ-2-Diabetes entwickelt wurde. Es gehört zur Klasse der GLP-1-Rezeptoragonisten und wirkt, indem es die Insulinsekretion erhöht und den Glukagonspiegel senkt, was zu einer verbesserten Blutzuckerkontrolle führt.

In jüngerer Zeit wurde Ozempic zwar auch im Zusammenhang mit allgemeinem Gewichtsverlust diskutiert, da es das Hungergefühl reduzieren und damit zu einer reduzierten Kalorienaufnahme führen kann. Allerdings ist es wichtig, zu betonen, dass Ozempic in erster Linie ein Medikament zur Behandlung von Diabetes ist und jegliche Verwendung zur Gewichtskontrolle strikt unter ärztlicher Aufsicht erfolgen muss. Die Vergabe dieser Medikamente stellt einen erheblichen Eingriff in die Gesundheit dar.

Eine minimalinvasive Fettreduktion in der ästhetischen Medizin bezieht sich demgegenüber üblicherweise auf physische Eingriffe wie Injektionslipolyse, Laserbehandlungen oder Kryolipolyse, die darauf abzielen, Fettzellen direkt zu reduzieren oder zu entfernen. Ozempic etc. fällt nicht in diese Kategorie und sollte daher nicht als Ersatz für etablierte minimalinvasive Verfahren zur Fettreduktion angesehen werden.

Abgrenzung zu Lemon Bottle Jab

"Lemon Bottle" hat sich in den letzten sechs Monaten zu einem viel diskutierten Thema in der ästhetischen Medizin im englischsprachigen Raum entwickelt, insbesondere in Online-Plattformen wie TikTok, wo es Millionen von Aufrufen verzeichnet. Vermarktet als eine innovative, fettauflösende Injektion und angepriesen als wirksamer und sicherer als andere Produkte, hat Lemon Bottle eine große Anhängerschaft gewonnen und wird in sozialen Medien, auf Facebook Marketplace, Instagram etc. beworben. Lemon Bottle wird als Kosmetikprodukt angeboten und ist z. B. in Großbritannien frei im Internet verfügbar.

Hergestellt von Sid Medicos in Seoul, Südkorea, behauptet Lemon Bottle, stärker als andere fettauflösende Injektionen zu sein. Während Konkurrenzprodukte auf geprüften Substanzen wie Deoxycholsäure basieren, besteht Lemon Bottle aus Inhaltsstoffen wie Bromelain, Riboflavin und Lecithin. Diese sollen, wenn sie in Bereiche mit hartnäckigem Fett injiziert werden, die Fettzellen in Fettsäuren umwandeln, die dann natürlich ausgeschieden werden. Es gibt Hinweise darauf, dass die Wirksamkeit von Bromelain, einem der Inhaltsstoffe, auf Studien mit Mauszellmodellen beruht und es unklar ist, ob sich diese Ergebnisse auf Menschen übertragen lassen.

Der rechtliche Status von Lemon Bottle als kosmetisches Produkt in Großbritannien und nicht als medizinisches Produkt bedeutet, dass es nicht denselben strengen Sicherheitstests unterliegt, die für Medizinprodukte erforderlich sind. Dieser Status erlaubt auch, dass das Produkt von Personen außerhalb des Gesundheitswesens verabreicht werden kann, die keiner beruflichen Aufsicht unterliegen, oder, dass man es selber applizieren kann.

Angesichts der unklaren langfristigen Vorteile und Risiken von Lemon Bottle, einem neuen, nicht nachweislich wissenschaftlich getesteten und unabhängig geprüften Produkt, raten wir, dieses zurzeit nicht zu verwenden.

In der Europäischen Union unterliegen Produkte, die zur Fettreduzierung eingesetzt werden und mittels Injektion verabreicht werden, ohnehin strengen regulatorischen Anforderungen. Gemäß den EU-Gesetzen wären solche Produkte in der Regel nicht frei verkäuflich zulässig, insbesondere wenn sie als Arzneimittel oder medizinische Produkte eingestuft werden.

Produkte, die injiziert werden und eine pharmakologische, immunologische oder metabolische Wirkung auf den Körper haben, werden in der EU als Arzneimittel klassifiziert. Sie müssen von den entsprechenden Behörden wie der Europäischen Arzneimittel-Agentur (EMA) genehmigt werden. Diese Genehmigung erfordert einen Nachweis der Sicherheit, Wirksamkeit und Qualität durch klinische Studien und Tests. All dies liegt für Lemon Bottle Jab zurzeit nicht vor.

Zudem müssen solche Produkte von qualifizierten medizinischen Fachkräften verabreicht werden. Der Verkauf und die Verabreichung von injizierbaren Arzneimitteln zur Fettreduzierung durch unqualifiziertes Personal oder ohne ärztliche Aufsicht würden gegen EU-Vorschriften verstoßen. Darüber hinaus sind auch die Werbung und Vermarktung solcher Produkte strengen Regeln unterworfen, um irreführende oder ungenaue Gesundheitsansprüche zu verhindern.

Im Allgemeinen erfordern die Gesetze der EU, dass Produkte, die signifikante Auswirkungen auf die Gesundheit haben können, einer genauen Überprüfung und Kontrolle unterliegen, um die öffentliche Gesundheit und Sicherheit zu gewährleisten. Jedes Produkt, das zur Fettreduzierung eingesetzt und injiziert wird, müsste diese strengen Anforderungen erfüllen, um in der EU legal vermarktet und angewendet werden zu dürfen.

Funktionsweise der Injektionslipolyse

Der Hauptwirkstoff, der bei der hier diskutierten Injektionslipolyse verwendet wird, ist Deoxycholsäure, eine natürlich vorkommende Gallensäure. In der Medizin wird Deoxycholsäure synthetisch hergestellt und für die Behandlung verwendet. Diese Substanz hat die Fähigkeit, die Membranen von Fettzellen aufzulösen. Wenn Deoxycholsäure in das Fettgewebe injiziert wird, bewirkt sie eine Lyse, also das Aufbrechen der Fettzellen. Die freigesetzten Fettinhalte – Triglyceride – werden anschließend über die natürlichen Stoffwechselwege des Körpers abgebaut und ausgeschieden.

Der Prozess der Injektionslipolyse beginnt mit der sorgfältigen Markierung der zu behandelnden Bereiche. Anschließend wird ein Lokalanästhetikum aufgetragen oder in das Behandlungsgebiet injiziert, um Schmerzen während der Prozedur zu minimieren. Die Deoxycholsäure wird dann mittels feiner Nadeln direkt in das Fettgewebe injiziert. Die Anzahl der Injektionen und die Menge des verwendeten Wirkstoffs variieren je nach Größe und Beschaffenheit des zu behandelnden Bereichs.

Nach der Injektion beginnt die Deoxycholsäure, auf die Fettzellen einzuwirken, was zur Zerstörung der Fettzellmembranen führt. Die Zellreste und das freigesetzte Fett werden dann vom Immunsystem des Körpers aufgenommen und über die Leber und die Nieren ausgeschieden. Dieser Prozess kann einige Wochen dauern und in der Regel werden mehrere Behandlungssitzungen im Abstand von einigen Wochen durchgeführt, um optimale Ergebnisse zu erzielen.

Die Behandlung mit Injektionslipolyse ist besonders effektiv bei kleineren Fettdepots, wie beispielsweise Doppelkinn, Hüftspeck oder Fettansammlungen an Armen und Beinen. Es ist wichtig zu beachten, dass die Injektionslipolyse keine Methode zur allgemeinen Gewichtsreduktion ist, sondern vielmehr zur gezielten Konturierung des Körpers dient.

Die Injektionslipolyse wird im Allgemeinen gut vertragen, aber wie bei allen medizinischen Eingriffen gibt es mögliche Nebenwirkungen und Risiken. Dazu gehören Schmerzen, Schwellungen, Blutergüsse, Rötungen und in seltenen Fällen Infektionen oder allergische Reaktionen. Eine gründliche Aufklärung und eine sorgfältige Patientenauswahl sind daher wesentlich, um das Risiko von Nebenwirkungen zu minimieren und die Sicherheit und Wirksamkeit der Behandlung zu gewährleisten.

Behandlungsablauf und Techniken

Die Injektionslipolyse beginnt mit einer ausführlichen Vorbereitung und Beratung. In einem eingehenden Gespräch zwischen dem qualifizierten Facharzt und dem Patienten werden die medizinische Vorgeschichte, ästhetische Ziele und mögliche Kontraindikationen erörtert. Während dieser Konsultation erläutert der Arzt die Methode, klärt über die erwarteten Ergebnisse sowie potenzielle Risiken auf und diskutiert die Anzahl der voraussichtlich benötigten Sitzungen.

Basierend auf den individuellen Zielen des Patienten und den Eigenschaften des zu behandelnden Bereichs entwickelt der Arzt einen maßgeschneiderten Behandlungsplan. Dieser Plan umfasst die Festlegung der genauen Injektionsstellen und die Bestimmung der Menge des zu verwendenden Wirkstoffs. Die Vorbereitung für den Eingriff beinhaltet die gründliche Reinigung und Desinfektion des Behandlungsbereichs, um das Infektionsrisiko zu minimieren. Der Arzt markiert mit einem speziellen Marker präzise die Stellen auf der Haut, an denen die Injektionen vorgenommen werden sollen, um eine genaue Platzierung der Injektionen zu gewährleisten.

Obwohl die Injektionslipolyse oft ohne Betäubung durchgeführt wird, besteht die Möglichkeit, ein topisches Anästhetikum oder eine leichte Lokalanästhesie zu verwenden, um den Patientenkomfort während des Eingriffs zu erhöhen. Die Injektion des Wirkstoffs, in der Regel eine Lösung mit Deoxycholsäure, erfolgt mit einer feinen Nadel direkt in das Fettgewebe. Die Technik und die Tiefe der Injektion sind kritisch für die Wirksamkeit und Sicherheit des Verfahrens.

Die Dauer einer typischen Behandlungssitzung variiert, abhängig von der Größe des Behandlungsbereichs und der Anzahl der Injektionen, und kann zwischen 30 und 60 Minuten liegen. Nach der Behandlung ist es üblich, dass leichte Schwellungen, Rötungen oder Blutergüsse auftreten, die jedoch in der Regel vorübergehend sind und innerhalb einiger Tage abklingen. Die meisten Patienten können sofort ihre normalen Aktivitäten wieder aufnehmen, sollten jedoch in den ersten Tagen nach der Behandlung auf intensive körperliche Anstrengungen verzichten.

Für optimale Ergebnisse sind häufig mehrere Behandlungssitzungen erforderlich, die in der Regel in Abständen von einigen Wochen durchgeführt werden. Dies gibt dem Körper ausreichend Zeit, um die zerstörten Fettzellen abzubauen und auszuscheiden. Der Behandlungsverlauf variiert je nach individueller Reaktion des Patienten und den ästhetischen Zielen.

Die endgültigen Ergebnisse der Injektionslipolyse sind in der Regel erst einige Wochen nach der letzten Behandlungssitzung sichtbar, da der Körper Zeit benötigt, um die zerstörten Fettzellen zu verarbeiten. Regelmäßige Nachuntersuchungen durch den Arzt sind wichtig, um den Fortschritt zu überwachen und gegebenenfalls Anpassungen vorzunehmen.

Insgesamt bietet die Injektionslipolyse eine weniger invasive Alternative zur chirurgischen Fettentfernung. Der Erfolg der Behandlung hängt stark von der Wahl eines erfahrenen Facharztes ab, der den gesamten Prozess sorgfältig plant und durchführt. Eine gründliche Beratung und eine realistische Erwartungshaltung, gepaart mit der Einhaltung der Nachsorgeempfehlungen, sind entscheidend, um die besten Ergebnisse zu erzielen und das Wohlbefinden des Patienten zu gewährleisten.

Wirksamkeit und Studien

Die Injektionslipolyse hat sich in der ästhetischen Medizin als eine effektive Methode zur Reduktion lokaler Fettansammlungen erwiesen.

Verschiedene Studien und klinische Forschungen haben die Wirksamkeit dieser Methode evaluiert, wobei sich zeigt, dass sie besonders effektiv in Bereichen wie dem Unterbauch, den Flanken, Oberschenkeln und dem submentalen Bereich ist. Patienten berichten häufig von einer sichtbaren Verbesserung der Körperkonturen in den behandelten Bereichen, was durch messbare Umfangsreduktionen objektiviert wird.

Die Zufriedenheit der Patienten mit den Ergebnissen der Injektionslipolyse hängt stark davon ab, ob die Behandlungserwartungen im Vorfeld realistisch gesetzt wurden. Studien zeigen, dass viele Patienten mit den Ergebnissen zufrieden sind, insbesondere wenn sie adäquat über den Behandlungsprozess und die zu erwartenden Ergebnisse aufgeklärt wurden.

Die Langfristigkeit der Ergebnisse wird ebenfalls hervorgehoben, wobei betont wird, dass die Aufrechterhaltung der Resultate einen gesunden Lebensstil erfordert. Die einmal zerstörten Fettzellen bilden sich nicht neu, jedoch kann eine massive Gewichtszunahme dazu führen, dass die Fettdepots generell wieder anwachsen. Die Variabilität der Ergebnisse hängt von individuellen Faktoren ab, wie der Dicke des Fettgewebes und der Gesamtzahl der Behandlungssitzungen.

Ein wichtiger Forschungsbereich ist auch das Sicherheitsprofil der Injektionslipolyse. Die meisten Studien berichten über ein gutes Sicherheitsprofil mit meist milden und vorübergehenden Nebenwirkungen. Schwerwiegende Komplikationen sind selten, aber wie bei allen medizinischen Eingriffen besteht ein gewisses Risiko.

Weltweit wird seit 2004 zu dieser Therapievariante geforscht, mit großen Fortschritten im Wissen um Wirksamkeit und Wirkmechanismus, insbesondere in Deutschland, wo die meisten Anwender zu finden sind. Die therapeutische Wirksamkeit des essenziellen Phospholipids Phosphatidylcholin (PPC) in der Injektionslipolyse ist vielfach belegt, wobei PPC den Fettabbau auf allen Ebenen positiv beeinflusst.

Insgesamt ist die Injektionslipolyse als effektive Methode zur Reduktion von Fettdepots in der Fachwelt anerkannt, wobei die Ergebnisse von der individuellen Ausgangssituation des Patienten abhängen.

Mögliche Risiken und Nebenwirkungen

Obwohl die Injektionslipolyse als sicher gilt, birgt sie wie alle medizinischen Verfahren potenzielle Risiken und Nebenwirkungen.

Patienten können während und nach der Behandlung Schmerzen oder Unbehagen erleben, die jedoch meist mild und vorübergehend sind. Zusätzlich können an den Injektionsstellen Rötungen, Schwellungen und

Blutergüsse auftreten, die normalerweise harmlos sind und innerhalb einiger Tage bis Wochen abklingen. Einige Patienten berichten auch über Juckreiz oder ein Brenngefühl im behandelten Bereich, was jedoch normalerweise nach kurzer Zeit nachlässt.

Obwohl selten, gibt es ernstere Nebenwirkungen, die beachtet werden müssen. Dazu gehört das Risiko von Infektionen, das durch die Durchdringung der Haut entsteht. Eine sorgfältige Hygiene und Nachsorge sind entscheidend, um dieses Risiko zu minimieren.

Allergische Reaktionen auf die verwendeten Substanzen können ebenfalls auftreten, obwohl dies selten ist. Symptome können Hautausschläge, Nesselsucht oder in schweren Fällen Atembeschwerden umfassen. In sehr seltenen Fällen kann es zu einer Nekrose, also dem Absterben von Gewebe im Behandlungsbereich kommen, möglicherweise verursacht durch eine versehentliche Injektion in Blutgefäße oder durch zu hohe Konzentrationen des Wirkstoffs.

Manchmal kann die Behandlung auch zu Unregelmäßigkeiten in der Hautkontur führen, insbesondere wenn sie nicht korrekt durchgeführt wird.

Kapitel 4: Kryolipolyse

Kälteanwendung zur Fettreduktion

Die Kryolipolyse, eine innovative Methode zur Fettreduktion, nutzt die selektive Empfindlichkeit von Fettzellen gegenüber Kälte, um diese gezielt abzubauen, ohne umliegendes Gewebe wie Haut- oder Muskelzellen zu beeinträchtigen. Dieses nicht-invasive Verfahren hat sich in der ästhetischen Medizin aufgrund seiner wissenschaftlich fundierten Grundlagen und Effektivität etabliert.

Bei der Kryolipolyse werden Fettzellen einer kontrollierten Kälteeinwirkung ausgesetzt, was zu einer Kristallisation der Lipide innerhalb dieser Zellen führt. Diese Kälteeinwirkung induziert einen kontrollierten Zelltod, bekannt als Apoptose, wodurch die Fettzellen kollabieren. Im Laufe der Zeit werden diese abgebauten Fettzellen auf natürliche Weise vom Körper eliminiert. Dieser Prozess führt zu einer langfristigen Reduktion des Fettgewebes in den behandelten Bereichen, da erwachsene Menschen in der Regel keine neuen Fettzellen bilden.

Die Kryolipolyse ist besonders effektiv für die Behandlung lokaler Fettansammlungen und bietet eine weniger invasive Alternative zur traditionellen Fettabsaugung. Da die Behandlung keine chirurgischen Eingriffe erfordert, ist sie mit geringeren Risiken und einer kürzeren Erholungszeit verbunden als chirurgische Methoden.

Die Erfolgsrate der Kryolipolyse hängt von verschiedenen Faktoren ab, einschließlich der individuellen Beschaffenheit des Fettgewebes und der spezifischen Behandlungsziele des Patienten. Um optimale Ergebnisse zu erzielen, können mehrere Behandlungssitzungen erforderlich sein. Es ist auch hier wichtig, realistische Erwartungen zu haben und zu verstehen, dass die Kryolipolyse zwar effektiv lokale Fettdepots reduzieren kann, aber nicht als Methode zur allgemeinen Gewichtsabnahme geeignet ist.

Ablauf der Kryolipolyse-Behandlung

Der Prozess beginnt mit einer präzisen Bestimmung und Markierung des Zielbereichs, wobei häufig Bauch, Flanken, Oberschenkel und Rücken als typische Bereiche für die Behandlung gewählt werden.

Bei der Anwendung kommt ein spezielles Gerät zum Einsatz, das Kühlplatten enthält und auf den Zielbereich aufgesetzt wird. Dieses Gerät kühlt das Fettgewebe auf eine kontrollierte Temperatur ab, die speziell darauf ausgelegt ist, Fettzellen zu schädigen, ohne das umliegende Gewebe zu verletzen. Eine Behandlungssitzung dauert in der Regel zwischen 30 Minuten und einer Stunde pro Bereich, wobei die Wirkung der Behandlung nicht sofort eintritt. Der Prozess des Fettabbaus beginnt in den Tagen und Wochen nach der Behandlung und kann sich über mehrere Monate erstrecken.

Der wissenschaftliche Hintergrund der Kryolipolyse basiert auf Forschungen, die die Reaktion von Fettzellen auf Kälteeinwirkung untersuchen. Studien haben gezeigt, dass unter kontrollierten Bedingungen eine gezielte Kühlung zu einer signifikanten Reduktion des Fettgewebes führen kann. Die Behandlung gilt als sicher, und die meisten Patienten vertragen sie gut. Zu den häufigsten Nebenwirkungen zählen vorübergehende Rötungen, Schwellungen, Blutergüsse und Taubheitsgefühle im behandelten Bereich, während schwerwiegende Nebenwirkungen selten sind.

Die Beliebtheit der Kryolipolyse beruht auf ihrer Effektivität, Sicherheit und dem Fehlen einer notwendigen Erholungszeit. Diese Methode bietet Patienten, die eine nichtinvasive Option zur Körperkonturierung suchen, eine wirksame Lösung. Ihre zunehmende Popularität spiegelt das wachsende Interesse an nicht chirurgischen Alternativen in der ästhetischen Medizin wider.

Die Kryolipolyse erfordert präzise Behandlungsprotokolle und spezialisierte Gerätetechnik. Die Effektivität und Sicherheit der Behandlung hängen stark von der korrekten Anwendung dieser Protokolle und der Qualität der verwendeten Geräte ab.

Behandlungsprotokolle

Der Prozess der Kryolipolyse beginnt üblicherweise mit einem ausführlichen Beratungsgespräch, in dem der Arzt die Ziele und Erwartungen des Patienten sowie mögliche Kontraindikationen bespricht. In diesem Gespräch wird die Eignung des Patienten für die Behandlung beurteilt und die zu behandelnden Bereiche werden identifiziert. Um die Ausgangssituation festzuhalten und spätere Ergebnisse zu vergleichen, werden Fotos der Zielbereiche gemacht.

Anschließend werden die zu behandelnden Bereiche auf der Haut markiert und der Patient wird so positioniert, dass der Zugang zu diesen Bereichen optimiert ist. Vor dem Aufsetzen des Kryolipolyse-Gerätes wird ein Schutzgel-Pad auf die Haut aufgebracht, um sie vor der Kälte zu schützen und das Erlebnis für den Patienten angenehmer zu gestalten. Das Gerät selbst zieht das Fettgewebe mittels Vakuum zwischen zwei Kühlplatten, um das Gewebe gezielt zu kühlen. Diese Kühlungsphase dauert in der Regel zwischen 35 und 60 Minuten und ist darauf ausgelegt, das Fettgewebe auf eine kontrollierte Temperatur herunterzukühlen.

Nach der Behandlung wird eine manuelle Massage des behandelten Bereichs durchgeführt, um den Abbau der Fettzellen zu unterstützen und das Gewebe zu glätten. Der Patient erhält spezifische Anweisungen zur Nachsorge und wird zu Folgeuntersuchungen eingeladen, um die Ergebnisse zu bewerten.

Die Kryolipolyse ist ein sorgfältig durchdachtes Verfahren, das eine nichtinvasive Alternative zu chirurgischen Methoden der Fettreduktion darstellt. Durch die kontrollierte Anwendung von Kälte kann das Verfahren effektiv Fettzellen abbauen und zu einer sichtbaren

Verbesserung der Körperkonturen führen. Wichtig für eine erfolgreiche Behandlung ist die Auswahl eines erfahrenen und qualifizierten Facharztes, der den gesamten Prozess von der Vorbereitung über die Durchführung bis hin zur Nachsorge sorgfältig plant und begleitet.

Gerätetechnik

Moderne Kryolipolyse-Geräte zeichnen sich durch den Einsatz fortschrittlicher Kühltechnologien aus, die es ermöglichen, das Fettgewebe gezielt auf die gewünschte Temperatur abzukühlen, ohne das umliegende Gewebe zu schädigen.

Diese Geräte sind mit unterschiedlich großen und geformten Vakuumapplikatoren ausgestattet, die speziell dafür entwickelt wurden, verschiedene Körperbereiche effektiv zu behandeln. Die Applikatoren erzeugen ein Vakuum, das das Fettgewebe zwischen die Kühlplatten zieht, um eine präzise und gleichmäßige Kühlung zu gewährleisten.

Die präzise Steuerung der Kühltemperatur und -dauer durch die Geräte ermöglicht eine konstante und effektive Behandlung. Diese kontrollierte Kühlung ist ein Schlüsselelement, um die gewünschten Ergebnisse zu erzielen. Um die Sicherheit und den Komfort während der Behandlung zu gewährleisten, sind in den Geräten Sicherheitssensoren integriert, die kontinuierlich die

Hauttemperatur und die Leistung des Geräts überwachen.

Das ergonomische Design der Geräte ist so konzipiert, dass es eine bequeme Anwendung sowohl für den Patienten als auch für den Behandler ermöglicht, wodurch die Behandlungserfahrung für beide Parteien verbessert wird.

Die Kryolipolyse ist ein hoch spezialisiertes Verfahren, das sowohl Fachwissen als auch Präzision erfordert. Die Qualität der verwendeten Geräte und die strikte Einhaltung der Behandlungsprotokolle sind entscheidend, um die Sicherheit und Effektivität der Behandlung zu gewährleisten. Daher ist es wichtig, dass Patienten sich an qualifizierte Fachkräfte wenden, die über die notwendige Erfahrung und die richtige Ausrüstung verfügen, um die bestmöglichen Ergebnisse zu erzielen. Diese Kombination aus fortgeschrittener Technologie, fachkundiger Anwendung und sorgfältiger Behandlungsplanung macht die Kryolipolyse zu einer beliebten Wahl für Patienten, die eine nicht-invasive Methode zur Körperkonturierung suchen.

Langzeiteffekte und klinische Studien

Die Kryolipolyse hat sich seit ihrer Einführung als Gegenstand umfassender Forschung etabliert, um ihre Wirksamkeit, Sicherheit und Nachhaltigkeit zu beurteilen.

Die **Langzeiteffekte** dieser Behandlung, die eine dauerhafte Reduktion von Fettzellen bewirkt, sind besonders bemerkenswert. Die Behandlung führt dazu, dass die behandelten Fettzellen kristallisieren und absterben, bevor sie vom Körper auf natürliche Weise abgebaut und ausgeschieden werden. Da Erwachsene typischerweise keine neuen Fettzellen bilden, sind die Reduktionen von Fettzellen durch die Kryolipolyse in der Regel langfristig. Die Erhaltung dieser Ergebnisse hängt jedoch stark von der Aufrechterhaltung eines stabilen Körpergewichts ab, und eine gesunde Lebensweise, die eine ausgewogene Ernährung und regelmäßige körperliche Aktivität beinhaltet, ist für die Bewahrung der Ergebnisse essenziell.

Patienten berichten häufig von einer sichtbaren und messbaren Verbesserung der Körperkonturen in den behandelten Bereichen, was das Selbstwertgefühl und das Wohlbefinden positiv beeinflussen kann. Klinische Studien bestätigen die Wirksamkeit der Kryolipolyse bei der Reduktion von Fettdepots in verschiedenen Körperregionen, wobei eine signifikante Reduktion des Fettgewebes in den behandelten Bereichen beobachtet wurde.

Die **Sicherheit** der Kryolipolyse wurde ebenfalls hervorgehoben, wobei die meisten Studien von minimalen und vorübergehenden Nebenwirkungen wie Rötungen, Schwellungen und Taubheitsgefühlen berichten und schwerwiegende Komplikationen als selten einstufen.

In **Studien zur Patientenzufriedenheit** schnitt die Kryolipolyse oft positiv ab, insbesondere wenn die

Patienten im Vorfeld realistisch über die zu erwartenden Ergebnisse aufgeklärt wurden. Die Forschung zeigt, dass die Kryolipolyse eine effektive und sichere Methode zur nichtinvasiven Reduktion von Fett ist, mit dauerhaften Ergebnissen, solange der Patient sein Gewicht hält. Sie ist am effektivsten bei Patienten, die nahe an ihrem idealen Körpergewicht sind und spezifische, lokale Fettdepots reduzieren möchten.

Als attraktive Alternative zur chirurgischen Fettentfernung, insbesondere für Patienten, die eine nichtinvasive Option mit minimalen Ausfallzeiten und geringen Risiken suchen, stellt die Kryolipolyse eine wichtige Innovation in der ästhetischen Medizin dar. Die kontinuierliche Forschung und Überwachung tragen wesentlich dazu bei, die Methode weiter zu verfeinern und ihre Effektivität und Sicherheit zu maximieren, was ihre Popularität und Akzeptanz weiter fördert.

Sicherheit und Nebenwirkungen

Als nichtinvasive Methode zur Fettreduktion hat sich die Kryolipolyse aufgrund ihres geringen Risikos und ihrer **hohen Sicherheitsprofile** als beliebte Behandlungsoption etabliert.

Dennoch, wie bei jedem medizinischen Verfahren, gibt es potenzielle **Risiken und Nebenwirkungen**, die berücksichtigt werden müssen.

Die häufigsten Nebenwirkungen der Kryolipolyse sind in der Regel mild und vorübergehend. Dazu gehören Rötungen, Schwellungen, Blutergüsse und Taubheitsgefühle im Behandlungsbereich. Diese Symptome treten meist unmittelbar nach der Behandlung auf und klingen normalerweise innerhalb einiger Tage oder Wochen ab. Juckreiz und leichte Schmerzen können ebenfalls auftreten, sind aber in der Regel gut zu handhaben und klingen ebenfalls mit der Zeit ab.

Ein selteneres, aber ernsteres Risiko ist die paradoxe Fettvermehrung, auch bekannt als paradoxe hyperplastische Adipositas. Dieses Phänomen, bei dem es zu einer Zunahme statt einer Abnahme des Fettgewebes im behandelten Bereich kommt, ist selten und die genaue Ursache ist nicht vollständig verstanden. Obwohl es behandelbar ist, kann dieser Zustand für die Betroffenen frustrierend sein und erfordert oft zusätzliche Interventionen.

Ein weiteres potenzielles Risiko ist die Kälte-induzierte Nervenläsion, die zu länger anhaltenden Taubheitsgefühlen oder in seltenen Fällen zu Nervenschäden führen kann. Dies ist jedoch eine sehr seltene Komplikation und tritt in der Praxis nur vereinzelt auf.

Um das Risiko von Komplikationen zu minimieren, ist es wichtig, dass die Kryolipolyse von qualifizierten und erfahrenen Fachkräften durchgeführt wird. Eine korrekte Anwendung der Technologie und eine sorgfältige Patientenauswahl sind entscheidend. Patienten mit bestimmten Vorerkrankungen oder Hautbedingungen sind möglicherweise nicht geeignete Kandidaten für die Behandlung.

Die Gerätetechnik bei der Kryolipolyse hat auch eingebaute Sicherheitsmechanismen. Moderne Kryolipolyse-Geräte verfügen über Sensoren zur Überwachung der Hauttemperatur und automatische Abschaltfunktionen, die das Risiko von Frostschäden minimieren.

Zusammenfassend ist die Kryolipolyse eine sichere Methode zur Fettreduktion mit einem geringen Risiko für ernsthafte Komplikationen. Die meisten Nebenwirkungen sind mild und vorübergehend.

Kapitel 5: Laser-Lipolyse

Grundlagen der Lasertherapie zur Fettreduktion

Die Grundlagen der Lasertherapie zur Fettreduktion, bekannt als Laser-Lipolyse, beruhen auf der Anwendung von Laserenergie, um Fettzellen gezielt zu beeinflussen und zu reduzieren.

Diese Technik hat sich als eine effektive, nichtinvasive Alternative zur traditionellen Liposuktion entwickelt und bietet Patienten eine Möglichkeit zur Körperkonturierung mit weniger Risiken und kürzerer Erholungszeit.

Im Zentrum der Laser-Lipolyse steht die Verwendung spezifischer Wellenlängen von Laserlicht, die in der Lage sind, das Fettgewebe zu durchdringen, ohne umliegende Haut, Muskeln oder andere Gewebe zu schädigen. Der Laser richtet seine Energie gezielt auf die Fettzellen, wodurch diese erwärmt und ihr Inhalt – hauptsächlich Triglyceride – verflüssigt wird. Die verflüssigten Fettzellen werden entweder vom Körper natürlich metabolisiert und ausgeschieden oder können in einigen Verfahren zusätzlich manuell abgesaugt werden.

Ein wesentlicher Aspekt der Laser-Lipolyse ist, dass sie neben der Fettreduktion auch zu einer Straffung der Haut beiträgt. Die Wärme des Lasers stimuliert die Produktion von Kollagen und Elastin, zwei wichtigen

Proteinen, die für die Festigkeit und Elastizität der Haut verantwortlich sind. Diese zusätzliche Hautstraffung ist ein signifikanter Vorteil gegenüber anderen Fettreduktionstechniken, die möglicherweise schlaffe Haut hinterlassen können.

Die Behandlung beginnt typischerweise mit einer Konsultation, in der der behandelnde Arzt die Ziele des Patienten bewertet und bestimmt, ob die Laser-Lipolyse eine geeignete Methode ist. Im Behandlungsraum wird der Zielbereich gereinigt und ein Handstück, das den Laser emittiert, über die Haut geführt. Die Behandlungsdauer variiert je nach Größe des behandelten Bereichs, ist jedoch im Vergleich zu invasiven Methoden relativ kurz.

Die Patienten erleben während der Behandlung in der Regel wenig bis keinen Schmerz, da die Laser-Lipolyse oft mit einer Kühlung kombiniert wird, um die Haut zu schützen und den Komfort zu erhöhen. Nach der Behandlung können leichte Rötungen, Schwellungen oder Blutergüsse auftreten, aber die meisten Patienten können ihre normalen Aktivitäten fast sofort wieder aufnehmen.

Es ist wichtig, auch die Laser-Lipolyse als eine Methode zur Körperkonturierung und nicht als Gewichtsabnahmelösung zu verstehen. Sie ist ideal für Personen, die nahe an ihrem idealen Körpergewicht sind, aber bestimmte hartnäckige Fettdepots haben, die durch Diät und Bewegung nicht beeinflusst werden.

Die Laser-Lipolyse hat sich aufgrund ihrer Effektivität, der zusätzlichen Vorteile der Hautstraffung und des geringen Risikos für ernsthafte Komplikationen zu einer beliebten Option in der ästhetischen Medizin entwickelt. Wie bei allen medizinischen Verfahren ist jedoch eine gründliche Beratung durch einen qualifizierten Facharzt notwendig, um sicherzustellen, dass die Methode für den Einzelnen geeignet ist und um die bestmöglichen Ergebnisse zu erzielen.

Durchführung und Behandlungstechniken

Bei der Laser-Lipolyse handelt es sich um einen spezialisierten Prozess, der ein hohes Maß an Fachwissen und Präzision erfordert. Dieser beginnt mit einer gründlichen Planung und Vorbereitung, geht über die eigentliche Behandlung und endet mit sorgfältigen Nachsorgemaßnahmen, um optimale Ergebnisse zu gewährleisten.

In der **Vorbereitungsphase** findet zunächst ein Beratungsgespräch statt, in dem der behandelnde Arzt die Eignung des Patienten für die Laser-Lipolyse beurteilt. Wichtige Aspekte wie die medizinische Vorgeschichte, die ästhetischen Ziele und mögliche Kontraindikationen werden hierbei besprochen. Der Arzt markiert die Körperbereiche, die behandelt werden sollen, was für genaue und effektive Ergebnisse ausschlaggebend ist. Zudem wird eine Fotodokumentation der Zielbereiche durchgeführt, um die Ausgangssituation festzuhalten und später die Ergebnisse vergleichen zu können.

Während des **Behandlungsablaufs** wird in der Regel ein Lokalanästhetikum auf den Zielbereich aufgetragen oder injiziert, um Beschwerden während der Behandlung zu minimieren. Der Einsatz des speziellen Lasergeräts erfolgt dann mit einer Handsonde, die über die Haut geführt wird, um die Laserenergie präzise auf die Fettzellen im Zielbereich zu richten. Diese kontrollierte Laseranwendung sorgt dafür, dass die umliegenden Gewebe geschont bleiben, während die Wärme des Lasers das Fett verflüssigt, das anschließend vom Körper abgebaut wird. Die Dauer einer solchen Behandlung kann zwischen 30 Minuten und einer Stunde variieren, abhängig von der Größe und Anzahl der behandelten Bereiche.

Nach der Behandlung können leichte Rötungen, Schwellungen und ein Taubheitsgefühl im behandelten Bereich auftreten, die normalerweise mild sind und innerhalb weniger Tage abklingen. Der Arzt gibt spezifische Anweisungen zur Nachsorge, die befolgt werden sollten, um optimale Ergebnisse zu erzielen und das Risiko von Nebenwirkungen zu minimieren. Die meisten Patienten können ihre normalen Aktivitäten relativ schnell nach der Behandlung wieder aufnehmen.

Die **Ergebnisse** der Laser-Lipolyse werden schrittweise sichtbar, da der Körper Zeit benötigt, um das behandelte Fett abzubauen. Der volle Effekt ist oft erst nach einigen Wochen oder Monaten sichtbar. In einigen Fällen können zusätzliche Behandlungen erforderlich sein, um die gewünschten Ergebnisse zu erreichen.

Die Laser-Lipolyse erfordert eine präzise Technik und eine individuelle Behandlungsplanung, um effektive und sichere Ergebnisse zu erzielen. Die enge Zusammenarbeit zwischen Patient und Arzt sowie eine sorgfältige Nachsorge sind entscheidend für den Erfolg der Behandlung.

Effektivität und Forschungsergebnisse

In den letzten Jahren hat die Laser-Lipolyse zunehmend Aufmerksamkeit in der wissenschaftlichen Gemeinschaft und bei Praktikern der ästhetischen Medizin erlangt, was zu einer Reihe von Forschungsprojekten und klinischen Studien geführt hat, die ihre Wirksamkeit und Sicherheit untersuchen.

Die Forschung zeigt, dass die Laser-Lipolyse effektiv bei der Reduzierung von Fettdepots in verschiedenen Körperregionen ist. Klinische Studien haben bestätigt, dass die Anwendung von Laserenergie zur gezielten Zerstörung von Fettzellen führt, was in einer deutlichen Reduktion des Fettgewebes in den behandelten Bereichen resultiert. Die Patienten berichten häufig von einer sichtbaren Verbesserung der Körperkonturen und einer Zufriedenheit mit den Ergebnissen der Behandlung. Besonders hervorzuheben ist die zusätzliche Hautstraffung, die durch die Wärme des Lasers erzeugt wird und die zur Produktion von Kollagen und Elastin beiträgt. Diese Nebenwirkung ist ein wesentlicher Vorteil gegenüber anderen Fettreduktionsmethoden, die zu schlaffer Haut führen können.

Interessanterweise zeigen die Studien auch, dass die Laser-Lipolyse nicht nur die sichtbaren Fettdepots reduziert, sondern auch das allgemeine Hautbild verbessert. Dies macht die Technik zu einer attraktiven Option für Patienten, die nicht nur Fett reduzieren, sondern auch die Qualität ihrer Haut verbessern möchten. Die Forschung hat weiterhin die Sicherheit der Laser-Lipolyse unterstrichen. Die meisten Studien berichten von minimalen und vorübergehenden Nebenwirkungen wie Rötungen, Schwellungen und Taubheitsgefühlen. Schwerwiegende Komplikationen sind selten, was die Laser-Lipolyse zu einer sicheren Alternative zu invasiveren Verfahren wie der traditionellen Liposuktion macht.

Trotz der positiven Ergebnisse ist es wichtig, zu betonen, dass die Laser-Lipolyse am besten für Patienten geeignet ist, die moderate Fettreduktionen anstreben und bereits ein relativ stabiles Körpergewicht haben. Sie ist nicht als Methode zur allgemeinen massiven Gewichtsabnahme gedacht, sondern zielt darauf ab, spezifische Problemzonen zu behandeln, die auf Diät und Bewegung nicht ansprechen.

Zusammenfassend lässt sich sagen, dass die Laser-Lipolyse eine effektive und sichere Methode zur Fettreduktion und Körperkonturierung ist. Ihre Fähigkeit, nicht nur Fett zu reduzieren, sondern auch die Hautqualität zu verbessern, macht sie zu einer attraktiven Option in der ästhetischen Medizin. Wie bei allen medizinischen

Verfahren ist jedoch eine individuelle Beratung und Behandlung durch qualifizierte Fachkräfte entscheidend, um die besten Ergebnisse zu erzielen und Risiken zu minimieren.

Risiken und Betreuung nach der Behandlung

Die Laser-Lipolyse ist bei korrekter Anwendung eine sichere Methode. Allerdings, wie bei allen medizinischen Eingriffen, birgt auch sie gewisse Risiken, und eine umsichtige Patientenbetreuung nach der Behandlung ist unerlässlich, um die besten Ergebnisse zu erzielen und das Risiko von Komplikationen zu minimieren.

Im Kontext der Risiken können nach der Laser-Lipolyse häufig Hautreaktionen wie Rötungen, Schwellungen und Blutergüsse im Behandlungsbereich auftreten, die normalerweise mild und vorübergehend sind. Einige Patienten können während und nach der Behandlung Schmerzen oder Unbehagen verspüren, obwohl die Laser-Lipolyse oft als weniger schmerzhaft im Vergleich zu invasiveren Methoden angesehen wird. Aufgrund der Verwendung von Wärmeenergie besteht ein geringes Risiko für Verbrennungen oder andere thermische Schäden an der Haut oder dem umliegenden Gewebe. In seltenen Fällen kann es zu Unregelmäßigkeiten in der Hautkontur kommen, besonders wenn die Behandlung nicht gleichmäßig durchgeführt wird. Veränderungen der Hautsensibilität, wie Taubheitsgefühle oder Veränderungen der Hautempfindlichkeit, können auftreten, sind aber üblicherweise temporär. Wie bei allen Verfahren, die die Haut durchdringen, besteht ein geringes Risiko für Infektionen, das jedoch bei der Laser-Lipolyse selten vorkommt.

Nach der Behandlung erhalten Patienten detaillierte Nachsorgeanweisungen, die sie befolgen sollten, um eine schnelle und komplikationslose Erholung zu gewährleisten. Dazu gehört die Anwendung von Kühlpackungen oder kühlen Kompressen zur Linderung von Schwellungen und die Förderung des Heilungsprozesses. Patienten werden in der Regel angewiesen, direkte Sonneneinstrahlung im Behandlungsbereich zu vermeiden, um das Risiko von Hautschäden zu minimieren. In einigen Fällen kann das Tragen von Kompressionskleidung empfohlen werden, um Schwellungen zu reduzieren und die Hautstraffung zu unterstützen. Regelmäßige Nachuntersuchungen sind wichtig, um den Heilungsverlauf zu überwachen und sicherzustellen, dass die gewünschten Ergebnisse erzielt werden.

Obwohl die Risiken der Laser-Lipolyse in der Regel gering sind und die meisten Patienten sich schnell und ohne Komplikationen erholen, ist auch hier von entscheidender Bedeutung, dass die Behandlung von einem erfahrenen Facharzt durchgeführt wird. Eine sorgfältige Patientenauswahl, umfassende Aufklärung über Risiken und Nachsorge sowie das Befolgen aller Nachsorgeanweisungen und die Inanspruchnahme medizinischer Hilfe bei Bedenken oder Komplikationen sind entscheidend für den Erfolg und die Sicherheit der Behandlung.

Kapitel 6: Radiofrequenztherapie

Theorie und Praxis der Radiofrequenzenergie

Die Anwendung von Radiofrequenzenergie in der ästhetischen Medizin, insbesondere für die Fettreduktion und Hautstraffung, basiert auf der Theorie der gezielten Wärmeerzeugung in tieferen Hautschichten. Radiofrequenz (RF) bezieht sich auf die Nutzung elektromagnetischer Wellen im Radiofrequenzbereich des elektromagnetischen Spektrums. Diese Wellen, wenn auf die Haut und das subkutane Gewebe gerichtet, erzeugen Wärme durch die natürliche Resistenz des Gewebes gegen den elektrischen Strom.

Die grundlegende Theorie hinter der RF-Therapie ist, dass die kontrollierte Erwärmung der tieferen Hautschichten die Kollagenfasern zur Kontraktion bringt, was sofortige Hautstraffungseffekte bewirkt. Darüber hinaus stimuliert die Wärme die Fibroblasten, Zellen, die für die Kollagenproduktion verantwortlich sind. Diese langfristige Kollagenneubildung führt zu einer strafferen, jugendlicher aussehenden Haut über die Zeit. Die Wärme kann auch auf die Fettzellen (Adipozyten) in der subkutanen Schicht gerichtet sein, wodurch diese abgebaut und reduziert werden.

Die Technik der RF-Behandlung ist relativ einfach, aber hochtechnologisch. Ein RF-Gerät besteht normalerweise aus einem Handstück, das auf die Haut aufgelegt wird.

Dieses Handstück sendet Radiofrequenzwellen aus, die tief in das Gewebe eindringen, ohne die Epidermis oder die oberste Hautschicht zu schädigen. Die Tiefe, bis zu der die RF-Energie eindringt, hängt von der Frequenz der Wellen ab. Höhere Frequenzen haben eine geringere Eindringtiefe, während niedrigere Frequenzen tiefer in das Gewebe eindringen.

Während der Behandlung spüren die Patienten in der Regel eine sanfte Wärme, die als angenehm empfunden werden kann. Die Behandlungsdauer variiert je nach Größe des behandelten Bereichs und dem spezifischen Gerät, dauert aber in der Regel nicht länger als eine Stunde. Die RF-Behandlung ist im Allgemeinen schmerzfrei, und die meisten Patienten können unmittelbar nach der Behandlung zu ihren normalen Aktivitäten zurückkehren.

Die Effektivität der Radiofrequenztherapie für die Fettreduktion und Hautstraffung wurde in zahlreichen Studien bestätigt. Die Ergebnisse zeigen, dass die RF-Therapie das Erscheinungsbild von Cellulite verbessern, die Haut straffen und das Volumen von Fettdepots reduzieren kann. Die Ergebnisse sind jedoch abhängig von individuellen Faktoren wie Alter, Hautzustand und Lebensstil.

Trotz ihrer Wirksamkeit und Sicherheit ist auch die RF-Behandlung keine Lösung für chronisches Übergewicht oder einen Ersatz für gesunde Ernährung und regelmäßige Bewegung. Sie eignet sich am besten für Personen, die bereits ein normales Gewicht haben, aber spezifische

Bereiche mit lockerer Haut oder hartnäckigen Fettdepots behandeln möchten.

Behandlungsverfahren

Die Radiofrequenztherapie hängt in ihrem Erfolg und ihrer Sicherheit maßgeblich von den Behandlungsverfahren und den Einstellungen der verwendeten Geräte ab. Diese Methode nutzt kontrolliert angewandte Radiofrequenzenergie, um tief in die Hautschichten einzudringen und dort therapeutische Wirkungen zu erzielen.

Der Prozess beginnt mit einer umfassenden Konsultation und Untersuchung, um die Eignung des Patienten für die Behandlung zu bestimmen und die spezifischen Zielbereiche festzulegen. Vor der eigentlichen Behandlung wird der Bereich gereinigt, und es wird ein leitfähiges Gel aufgetragen, um die Übertragung der RF-Energie zu optimieren.

Während der Behandlung wird das RF-Gerät über die Haut geführt. Die Handstücke des Geräts geben die RF-Energie an die Hautoberfläche ab, die dann in die tieferen Schichten eindringt. Diese Energieerzeugung führt zu Wärme, die das Kollagen in der Haut zur Kontraktion anregt und gleichzeitig die Produktion neuer Kollagenfasern stimuliert. Darüber hinaus kann die Energie auf Fettzellen einwirken, diese erwärmen und zum Abbau beitragen.

Eine typische Behandlungssitzung dauert je nach Umfang des Behandlungsbereichs und den spezifischen Zielen der Therapie zwischen 30 Minuten und einer Stunde. Unmittelbar nach der Behandlung kann der Patient leichte Rötungen und ein Wärmegefühl im behandelten Bereich verspüren, die jedoch in der Regel schnell abklingen.

Die Radiofrequenztherapie bietet eine effektive und nicht-invasive Option für Patienten, die eine Verbesserung ihres Hautbildes und eine Reduktion von Fettdepots anstreben. Die Technik erfordert präzise Geräteeinstellungen und ein geschultes Fachpersonal, um die besten Ergebnisse zu erzielen und das Wohlbefinden des Patienten zu sichern. Die Kombination aus fortschrittlicher Technologie, fachkundiger Anwendung und sorgfältiger Nachsorge macht die Radiofrequenztherapie zu einer beliebten Wahl in der ästhetischen Medizin.

Geräteeinstellungen

Moderne Radiofrequenztherapie-Geräte sind mit einer Auswahl an Frequenzen ausgestattet, die eine entscheidende Rolle bei der Bestimmung der Eindringtiefe der Energie in die Haut spielen. Je nach Behandlungsziel und Hauttyp des Patienten wird eine geeignete Frequenz gewählt: Höhere Frequenzen erzielen eine oberflächlichere Wirkung, während niedrigere Frequenzen tiefer ins Gewebe eindringen können.

Die Einstellung der Intensität der RF-Energie ist ein weiterer wichtiger Faktor, der sorgfältig abgestimmt werden muss. Ziel ist es, effektive Ergebnisse zu erzielen, ohne das Risiko von Hautschäden zu erhöhen. Diese Anpassung basiert auf der individuellen Hautreaktion des Patienten während der Behandlung und erfordert ein hohes Maß an Fachkenntnis.

Einige RF-Geräte bieten zudem verschiedene Impulsmodi an. Diese ermöglichen es, die Energie in unterschiedlichen Mustern oder Sequenzen abzugeben und so spezifische Behandlungsergebnisse zu erzielen. Zusätzlich verfügen viele dieser Geräte über integrierte Kühlmechanismen. Diese schützen die Haut und erhöhen den Komfort während der Behandlung, indem sie die Hautfläche während der Energieabgabe kühlen.

Die genauen Einstellungen und das spezifische Behandlungsprotokoll variieren je nach Art des verwendeten Geräts, den individuellen Bedürfnissen des Patienten und den spezifischen Behandlungszielen. Eine optimale Anwendung erfordert, dass die Behandlung von einem erfahrenen Facharzt oder einer qualifizierten Fachkraft durchgeführt wird. Eine gründliche Schulung im Umgang mit dem Gerät und ein tiefes Verständnis der zugrunde liegenden Prinzipien der Radiofrequenztherapie sind entscheidend, um optimale Ergebnisse zu erzielen und das Risiko von Nebenwirkungen zu minimieren.

Diese sorgfältige Abstimmung und Anpassung der Behandlungsparameter in der Radiofrequenztherapie stellt sicher, dass Patienten die bestmöglichen

Ergebnisse erzielen können, während gleichzeitig die Sicherheit und der Komfort während der Behandlung gewährleistet werden.

Ergebnisse und Langzeitwirkungen

Die Ergebnisse und Langzeitwirkungen der Radiofrequenztherapie in der ästhetischen Medizin sind ein wichtiger Aspekt für Patienten, die eine nichtinvasive Behandlung zur Verbesserung ihres Hautbildes und zur Reduktion von Fettdepots suchen. Diese Technologiehat sich als effektiv für die Hautstraffung und in einigen Fällen auch für die Fettreduktion erwiesen.

Die sofortigen Ergebnisse der Radiofrequenztherapie können oft schon direkt nach der ersten Behandlung sichtbar sein. Patienten berichten häufig von einer glatteren, strafferen Haut und einem verjüngten Erscheinungsbild. Diese initialen Effekte sind auf die Kontraktion der vorhandenen Kollagenfasern durch die Wärmeenergie zurückzuführen. Neben der sofortigen Straffung beginnt die Haut jedoch auch, neue Kollagenfasern zu produzieren, ein Prozess, der mehrere Wochen bis Monate dauern kann. Das bedeutet, dass die vollen Ergebnisse der Behandlung oft erst nach einiger Zeit sichtbar werden, da die Haut Zeit benötigt, um auf zellulärer Ebene zu reagieren und sich zu regenerieren.

Im Bereich der Fettreduktion können die Ergebnisse variieren. Während die Radiofrequenztherapie nicht die gleiche Fettreduktion wie invasive Verfahren wie die

Liposuktion bietet, kann sie dennoch zur Reduktion kleiner Fettdepots beitragen. Dies wird durch die Erwärmung der Fettzellen erreicht, die einen Abbau und eine metabolische Eliminierung der Fettzellen zur Folge haben kann. Diese Wirkung ist jedoch subtiler und eignet sich am besten für geringfügige Korrekturen und Konturierungen.

Die Langzeitwirkungen der Radiofrequenztherapie sind in hohem Maße von der individuellen Hautpflege und dem Lebensstil des Patienten abhängig. Um die Ergebnisse zu erhalten, wird Patienten empfohlen, eine gesunde Hautpflegeroutine zu befolgen, einschließlich Schutz vor Sonnenexposition und einer ausgewogenen Ernährung, die reich an Antioxidantien ist.

Antioxidantien sind Moleküle, die die Zellen vor den schädlichen Auswirkungen freier Radikale schützen. Freie Radikale sind instabile Moleküle, die als Nebenprodukte des normalen Stoffwechsels entstehen und auch durch externe Einflüsse wie Umweltverschmutzung, Rauchen und UV-Strahlung gebildet werden können. Sie können oxidative Schäden verursachen, indem sie mit wichtigen Zellkomponenten wie DNA, Proteinen und Zellmembranen reagieren.

Es gibt viele verschiedene Arten von Antioxidantien, die in der Nahrung vorkommen, einschließlich Vitaminen wie Vitamin C und E, Mineralien wie Selen und Pflanzenstoffen wie Flavonoiden und Polyphenolen. Diese Antioxidantien kommen in einer Vielzahl von

Lebensmitteln wie Früchten, Gemüse, Nüssen, Samen und Vollkornprodukten vor.

Zudem kann regelmäßige Bewegung dazu beitragen, die Ergebnisse der Fettreduktion zu erhalten und zu verbessern.

Es ist wichtig, zu betonen, dass die Radiofrequenztherapie keine einmalige Lösung ist. Viele Patienten benötigen mehrere Behandlungssitzungen, um optimale Ergebnisse zu erzielen und können von gelegentlichen Auffrischungsbehandlungen profitieren, um die Effekte langfristig aufrechtzuerhalten.

Zusammenfassend ist die Radiofrequenztherapie eine effektive Methode zur Verbesserung der Hautqualität und zur moderaten Fettreduktion. Sie bietet eine nicht-invasive Alternative zu chirurgischen Eingriffen, mit dem Vorteil einer geringen Erholungszeit und minimalen Risiken. Für eine langfristige Wirkung ist eine Kombination aus regelmäßiger Nachsorge, gesunder Lebensweise und gegebenenfalls weiteren Behandlungen erforderlich.

Sicherheitsaspekte und Nebenwirkungen

Die Radiofrequenztherapie gilt allgemein als sicher. Dennoch sollten sowohl Behandler als auch Patienten bestimmte Risiken und potenzielle Nebenwirkungen beachten.

Ein wesentlicher Sicherheitsaspekt ist die Qualifikation des Behandlers. Die korrekte Anwendung der RF-Technologie erfordert umfassendes Wissen über Geräteeinstellungen und die Reaktionen der Haut. Daher sollte die Behandlung stets von einem qualifizierten Facharzt oder ausgebildetem Fachpersonal durchgeführt werden. Ebenso entscheidend ist die Qualität und Wartung der eingesetzten RF-Geräte. Hochwertige Geräte mit präzisen Steuerungsmöglichkeiten und eingebauten Sicherheitsfunktionen, wie Temperatursensoren, sind ausschlaggebend, um Überhitzung und Verbrennungen zu vermeiden.

Jede Behandlung muss individuell auf den Patienten zugeschnitten sein. Dies umfasst die Anpassung der Energieintensität und Behandlungsdauer an den Hauttyp, die zu behandelnde Region und die spezifischen Ziele des Patienten. Zu den häufigsten Nebenwirkungen zählen vorübergehende Rötungen und Schwellungen im Behandlungsbereich, die normalerweise nach einigen Stunden oder Tagen abklingen. Während und unmittelbar nach der Behandlung können Patienten ein Wärmegefühl und leichtes Unbehagen verspüren, was normalerweise ein Indikator dafür ist, dass die RF-Energie die tieferen Hautschichten erreicht.

In seltenen Fällen können leichte Blutergüsse und ein vorübergehendes Taubheitsgefühl auftreten, insbesondere wenn während der Behandlung ein Vakuum eingesetzt wird. Eine unsachgemäße Anwendung kann zu Überhitzung und Verbrennungen der Haut führen, was die Bedeutung einer professionellen Behandlung und sorgfältigen Überwachung unterstreicht. Vorübergehende Veränderungen in der Hautpigmentierung sind ebenfalls möglich, vor allem bei Patienten mit dunklerem Hauttyp.

Zusammenfassend ist die Radiofrequenztherapie eine effektive Methode für Hautstraffung und in einigen Fällen auch für Fettreduktion. Sie erfordert jedoch eine sorgfältige Durchführung und individuelle Anpassung an den Patienten. Eine umfassende Aufklärung über potenzielle Risiken und Nebenwirkungen sowie eine angemessene Nachsorge sind entscheidend, um Risiken zu minimieren und optimale Ergebnisse zu erzielen. Patienten sollten nach der Behandlung entsprechende Nachsorge erhalten, um mögliche Komplikationen zu vermeiden.

Kapitel 7: Ultraschall-Fettreduktion

Ultraschall in der ästhetischen Medizin

Der Einsatz von Ultraschall in der ästhetischen Medizin stellt eine bedeutende Entwicklung dar, insbesondere in den Bereichen der Hautstraffung, Fettreduktion und der Verbesserung des allgemeinen Hautbildes. Ultraschalltechnologien nutzen Schallwellen mit hoher Frequenz, um gezielt therapeutische Effekte in den tieferen Schichten der Haut und des subkutanen Gewebes zu erzielen.

Im Bereich der Hautstraffung und Anti-Aging-Behandlungen wird der fokussierte Ultraschall eingesetzt, um die tiefen Hautschichten zu erwärmen. Diese gezielte Wärmeenergie stimuliert die Produktion von Kollagen und Elastin, zwei Schlüsselproteinen, die für die Festigkeit und Elastizität der Haut entscheidend sind. Im Laufe der Zeit führt diese erhöhte Kollagenproduktion zu einer strafferen, glatteren und jugendlicher aussehenden Haut. Die Behandlung mit fokussiertem Ultraschall eignet sich besonders gut für die Reduktion von feinen Linien und Falten sowie zur Verbesserung der Hautstruktur im Gesicht, am Hals und am Dekolleté.

In der Fettreduktion wird Ultraschall verwendet, um Fettzellen zu zerstören und deren Größe zu reduzieren. Der Prozess, bekannt als Ultraschall-Lipolyse oder Ultraschall-Kavitation, nutzt niedrigfrequente Ultraschallwellen, um Fettzellen zum Vibrieren zu bringen. Diese

Vibrationen erzeugen kleine Bläschen um die Fettzellen, die letztendlich implodieren und die Fettzellen zerstören. Die zerstörten Fettzellen werden dann vom Körper auf natürliche Weise metabolisiert und ausgeschieden. Diese Technik ist besonders effektiv für die Behandlung lokalisierter Fettdepots, wie etwa am Bauch, den Oberschenkeln und den Hüften, und bietet eine nicht-invasive Alternative zur traditionellen Liposuktion.

Der Ultraschall wird auch zur Verbesserung des allgemeinen Hautbildes eingesetzt, insbesondere bei Behandlungen, die auf die Verbesserung der Hautdurchblutung und die Förderung der Lymphdrainage abzielen. Dies kann helfen, das Erscheinungsbild von Cellulite zu reduzieren und die Hautstruktur zu verbessern.

Die Ultraschallbehandlung ist in der Regel schmerzfrei und erfordert keine Ausfallzeiten, was sie zu einer attraktiven Option für Patienten macht, die nach minimalinvasiven kosmetischen Behandlungen suchen. Während der Behandlung kann ein leichtes Kribbeln oder Wärmegefühl auftreten, aber die meisten Patienten finden die Erfahrung angenehm.

Obwohl die Ultraschalltherapie als sicher gilt, ist es wichtig, dass sie von qualifiziertem Personal durchgeführt wird, da die Einstellungen und die Anwendungstechnik sorgfältig kontrolliert werden müssen, um optimale Ergebnisse zu erzielen und Risiken zu minimieren. Wie bei allen kosmetischen Verfahren ist eine gründliche Beratung und eine sorgfältige Beurteilung durch einen Facharzt erforderlich, um sicherzustellen, dass die

Methode für den Einzelnen geeignet ist und die gewünschten Ergebnisse erzielt werden.

Insgesamt bietet der Ultraschall in der ästhetischen Medizin eine Vielzahl von Anwendungsmöglichkeiten, von der Hautstraffung und Anti-Aging-Behandlungen bis hin zur nicht-invasiven Fettreduktion, und hat sich als wertvolles Werkzeug für viele kosmetische Ziele etabliert.

Behandlungsabläufe und Gerätetypen

In der ästhetischen Medizin sind Ultraschallbehandlungen eine Methode, die für verschiedene kosmetische Zwecke wie Hautstraffung, Fettreduktion und die Verbesserung der Hauttextur eingesetzt wird. Der Ablauf solcher Behandlungen variiert je nach den spezifischen Zielen und Bedürfnissen des Patienten.

Der Prozess beginnt mit einer ausführlichen Konsultation, in der die ästhetischen Ziele des Patienten besprochen und der Gesundheitszustand überprüft werden. In diesem Rahmen wird auch der individuelle Behandlungsplan festgelegt. Bei der Vorbereitung des Behandlungsbereichs wird der Zielbereich gereinigt und häufig mit einem speziellen Gel beschichtet, um die Leitfähigkeit und den Kontakt zwischen dem Ultraschallgerät und der Haut zu verbessern.

Während der Durchführung der Behandlung wird das Ultraschallgerät über den Behandlungsbereich geführt.

Bei Verfahren zur Hautstraffung oder Anti-Aging werden die Ultraschallwellen in die tieferen Hautschichten geleitet, um die Kollagenproduktion anzuregen. Bei Fettreduktionsbehandlungen hingegen zielt die Energie auf die Fettzellen ab, um diese effektiv zu zerstören. Die Dauer der Behandlung hängt von der Art und dem Umfang des Verfahrens ab und kann zwischen 20 Minuten und einer Stunde variieren. Für optimale Ergebnisse sind oft mehrere Sitzungen erforderlich.

Nach der Behandlung erhalten die Patienten spezifische Anweisungen zur Nachsorge, die Empfehlungen zur Hautpflege und mögliche Aktivitätseinschränkungen beinhalten können. Die verschiedenen Gerätetypen bei der Ultraschalltherapie, wie der fokussierte Ultraschall (HIFU) für tiefer gehende Hautbehandlungen, Ultraschall-Kavitationsgeräte für die Fettreduktion und dermale Ultraschallgeräte für oberflächliche Hautbehandlungen, haben jeweils spezifische Einstellungen und Anwendungstechniken. Diese Geräte sind optimiert für ihre jeweilige Anwendung, und die Auswahl des richtigen Geräts sowie dessen korrekte Anwendung sind entscheidend für effektive Ergebnisse und die Sicherheit des Patienten.

Es ist von großer Bedeutung, dass Ultraschallbehandlungen von qualifizierten Fachleuten durchgeführt werden, die über umfangreiche Kenntnisse in der Gerätetechnik und der Hautphysiologie verfügen. Eine sachgemäße Anwendung ist nicht nur für die Sicherheit des Patienten von Bedeutung, sondern auch für die

Wirksamkeit der Behandlung. Patienten sollten umfassend über den gesamten Behandlungsablauf, die erwarteten Ergebnisse und mögliche Nebenwirkungen aufgeklärt werden, um eine informierte Entscheidung über ihre Behandlung treffen zu können.

Wirksamkeitsnachweise und Patientenerfahrungen

Die Wirksamkeit der Ultraschalltherapie in der ästhetischen Medizin und die damit verbundenen Patientenerfahrungen sind Gegenstand zahlreicher Studien und klinischer Bewertungen. Diese Behandlungen, die Ultraschallwellen für verschiedene kosmetische Zwecke wie Hautstraffung, Fettreduktion und Verbesserung der Hauttextur nutzen, haben sich in der Praxis als wirksam erwiesen.

Die wissenschaftlichen Nachweise für die Wirksamkeit der Ultraschalltherapie stammen aus klinischen Studien, die zeigen, dass diese Technik signifikante Verbesserungen in der Hautbeschaffenheit und -straffung sowie bei der Reduktion von Fettdepots erreichen kann. Bei Verfahren zur Hautstraffung wie dem HIFU (High-Intensity Focused Ultrasound) wurde beobachtet, dass die gezielte Anwendung von Ultraschallwellen tief in der Dermis und Subkutis die Kollagen- und Elastinproduktion stimuliert. Dies führt zu einer Straffung der Haut und einer Reduktion von Falten und feinen Linien, was in einer jüngeren, strafferen Hauterscheinung resultiert. Patienten berichten häufig von sichtbaren Verbesserungen ihres Hautbildes, einschließlich einer Verringerung von Schlaffheit und einer verbesserten Hautelastizität.

In der Fettreduktion haben Studien gezeigt, dass Ultraschall-Kavitation effektiv Fettzellen zerstören und deren Größe reduzieren kann. Dieser Prozess, bei dem niedrigfrequenter Ultraschall verwendet wird, um Fettzellen zum Platzen zu bringen, hat sich als besonders nützlich für die Behandlung hartnäckiger Fettdepots erwiesen, die auf Diät und Bewegung nicht ansprechen. Patienten, die diese Behandlung durchlaufen haben, berichten oft von einer messbaren Reduktion des Körperumfangs und einer Verbesserung der Körperkontur.

Die Patientenerfahrungen mit der Ultraschalltherapie sind im Allgemeinen positiv, wobei viele die nichtinvasive Natur und die minimalen Ausfallzeiten der Behandlung schätzen. Die meisten Patienten empfinden die Behandlung als schmerzfrei, wobei einige ein leichtes Kribbeln oder Wärme während der Sitzung bemerken. Die schnelle Rückkehr zu normalen Aktivitäten und das Fehlen signifikanter Nebenwirkungen sind weitere Pluspunkte, die häufig von Patienten hervorgehoben werden.

Es ist jedoch zu beachten, dass die Ergebnisse der Ultraschalltherapie von verschiedenen Faktoren abhängen, einschließlich des individuellen Hauttyps, des Alters, des behandelten Bereichs und des allgemeinen Gesundheitszustands des Patienten. Die Wirksamkeit kann auch durch die Erfahrung des Behandlers und die Qualität der verwendeten Ultraschallgeräte beeinflusst werden.

Zusammenfassend lässt sich sagen, dass die Ultraschalltherapie eine effektive und sichere Option in der ästhetischen Medizin darstellt, mit positiven Rückmeldungen von Patienten hinsichtlich der Behandlungsergebnisse und der allgemeinen Erfahrung. Wie bei allen kosmetischen Verfahren ist eine professionelle Beratung und individuelle Behandlung von entscheidender Bedeutung, um die besten Ergebnisse zu erzielen und die Sicherheit der Patienten zu gewährleisten.

Risikomanagement und Nachsorge

In der ästhetischen Medizin spielt die Ultraschalltherapie heute eine wichtige Rolle, wobei das Risikomanagement und eine sorgfältige Nachsorge wichtig für den Erfolg und die Sicherheit der Behandlung sind. Obwohl diese Technik generell als sicher und effektiv gilt, ist es von Bedeutung, mögliche Risiken zu minimieren und eine umfassende Nachsorge sicherzustellen, um die bestmöglichen Behandlungsergebnisse zu erzielen.

Das Risikomanagement beginnt mit der sorgfältigen Auswahl der Patienten. Nicht jeder ist für Ultraschallbehandlungen geeignet. Personen mit bestimmten Gesundheitszuständen wie aktiven Hauterkrankungen, schweren chronischen Krankheiten oder Herzschrittmachern könnten von der Behandlung ausgeschlossen sein.

Deshalb ist eine gründliche medizinische Anamnese und Beratung vor der Behandlung unerlässlich.

Die Qualifikation und Erfahrung des Behandlers sind ebenfalls zentrale Aspekte des Risikomanagements. Fachkundiges Personal, das mit den spezifischen Geräteeinstellungen und den physiologischen Auswirkungen des Ultraschalls vertraut ist, kann das Risiko von Nebenwirkungen wesentlich reduzieren. Durch die Anpassung der Behandlungsparameter an den Hauttyp und das Behandlungsziel des Patienten können optimale und sichere Ergebnisse erzielt werden.

Die Verwendung von hochwertigen und gut gewarteten Ultraschallgeräten ist entscheidend. Moderne Geräte bieten Sicherheitsfunktionen, die das Risiko von Überhitzung und Gewebeschäden minimieren. Solche Geräte sorgen für eine präzise und kontrollierte Behandlung, die sowohl effektiv als auch sicher ist.

Nach der Behandlung können leichte Rötungen, Schwellungen oder ein Wärmegefühl im Behandlungsbereich auftreten. Diese Symptome sind in der Regel mild und vorübergehend. Patienten wird oft geraten, den behandelten Bereich kühl zu halten und direkte Sonneneinstrahlung zu vermeiden, um Entzündungen zu reduzieren und den Heilungsprozess zu unterstützen.

Eine angemessene Hautpflege nach der Behandlung ist ebenfalls wichtig, um die Ergebnisse zu maximieren. Dies kann die Verwendung von Feuchtigkeitscremes, Sonnenschutzmitteln und anderen hautpflegenden

Produkten umfassen. Bei Behandlungen, die auf Fettreduktion abzielen, kann zudem eine gesunde Ernährung und regelmäßige körperliche Aktivität dazu beitragen, die Ergebnisse zu erhalten und zu verbessern. Es ist wichtig, zu verstehen, dass Ultraschallbehandlungen keine Ersatz für einen gesunden Lebensstil sind.

Regelmäßige Nachuntersuchungen mit dem Behandler sind wichtig, um den Heilungsprozess zu überwachen und zu bewerten, ob zusätzliche Behandlungssitzungen erforderlich sind.

Zusammenfassend erfordert die Ultraschalltherapie in der ästhetischen Medizin eine umfassende Betrachtung des Risikomanagements und der Nachsorge. Durch eine gründliche Patientenauswahl, qualifiziertes Fachpersonal, den Einsatz hochwertiger Geräte und eine sorgfältige Nachsorge können die Sicherheit der Patienten gewährleistet und optimale Ergebnisse erzielt werden.

Kapitel 8: Kombinationstherapien

Kombination verschiedener Techniken

Die Kombination verschiedener minimalinvasiver Techniken in der ästhetischen Medizin ist ein fortschrittlicher Ansatz, der darauf abzielt, die Vorteile verschiedener Behandlungen zu maximieren und umfassende ästhetische Ergebnisse zu erzielen. Diese Strategie ermöglicht es erfahrenen Praktikern, individuelle Behandlungspläne zu erstellen, die auf die spezifischen Bedürfnisse und Ziele jedes Patienten zugeschnitten sind.

Eine solche Kombinationsbehandlung kann verschiedene Technologien umfassen, wie Lasertherapie, Radiofrequenzbehandlungen, Ultraschall-Lipolyse, Injektionslipolyse und andere nichtinvasive Verfahren. Durch die Kombination dieser Techniken können Ärzte die Hautstraffung verbessern, das Erscheinungsbild von Cellulite reduzieren, Fettdepots minimieren und die allgemeine Hautqualität verbessern.

Bei der Kombination dieser Verfahren ist es wichtig, die spezifischen Wirkungsmechanismen und Zielbereiche jeder Technik zu verstehen. Zum Beispiel kann die Lasertherapie effektiv für die Hauterneuerung und zur Behandlung von Pigmentstörungen sein, während Radiofrequenzenergie tief in die Haut eindringt, um Kollagenproduktion und Hautstraffung zu fördern. Ultraschall-Lipolyse kann zur Fettreduktion in bestimmten

Bereichen eingesetzt werden, und die Injektionslipolyse eignet sich gut für kleinere, lokalisierte Fettdepots.

Die Kombination dieser Techniken ermöglicht es, mehrere ästhetische Probleme gleichzeitig anzugehen. Beispielsweise kann ein Patient, der sowohl Hauterschlaffung als auch lokale Fettansammlungen reduzieren möchte, von einer Behandlung profitieren, die sowohl Radiofrequenzenergie als auch Ultraschall-Lipolyse umfasst.

Eine Herausforderung bei der Kombination verschiedener Techniken liegt in der Planung der Behandlungsschritte und der Abstimmung der unterschiedlichen Verfahren. Die Behandlungen müssen sorgfältig geplant werden, um die Sicherheit zu gewährleisten und die Wirksamkeit jeder Methode zu maximieren. In einigen Fällen kann es sinnvoll sein, die Behandlungen in mehreren Sitzungen durchzuführen, um die Haut zu schonen und die Heilung zu fördern.

Die Nachsorge spielt ebenfalls eine Rolle, insbesondere wenn verschiedene Techniken kombiniert werden. Patienten benötigen möglicherweise spezifische Anweisungen zur Hautpflege und zur Verwaltung von Nebenwirkungen, die von den kombinierten Behandlungen herrühren können.

Die Kombination verschiedener minimalinvasiver Techniken erfordert ein hohes Maß an Fachwissen und Erfahrung. Ärzte, die diese kombinierten Behandlungen durchführen, müssen umfassend in jeder Technik geschult sein und ein tiefes Verständnis für die Wechselwirkungen und das Zusammenspiel der verschiedenen Methoden haben.

Insgesamt bietet die Kombination verschiedener minimalinvasiver Techniken in der ästhetischen Medizin umfassende Möglichkeiten, die ästhetischen Ziele der Patienten zu erreichen. Durch die maßgeschneiderte Kombination von Behandlungen können Ärzte die Ergebnisse verbessern, die Erholungszeit verkürzen und die Patientenzufriedenheit steigern.

Integration nicht-invasiver Methoden

Die Integration nicht-invasiver Methoden in die ästhetische Medizin hat sich als eine zunehmend beliebte Strategie herausgestellt, um verschiedene kosmetische Anliegen mit minimalen Risiken und Ausfallzeiten zu adressieren. Diese Methoden, die sich von Laserbehandlungen über Radiofrequenz- und Ultraschalltherapie bis hin zu injizierbaren Behandlungen erstrecken, bieten umfassende Lösungen für Hautverjüngung, Fettreduktion und Körperkonturierung, ohne die Notwendigkeit chirurgischer Eingriffe.

Die Integration dieser Techniken ermöglicht es Ärzten, individuelle Behandlungspläne zu erstellen, die auf die spezifischen Bedürfnisse und Ziele jedes Patienten zugeschnitten sind. So kann beispielsweise ein Patient, der eine Hautstraffung und gleichzeitig eine Reduktion von Fettdepots anstrebt, von einer Kombination aus

Radiofrequenztherapie zur Hautstraffung und Ultraschall-basierter Fettreduktion profitieren. Diese personalisierte Herangehensweise ermöglicht es nicht nur, spezifische Problembereiche zu behandeln, sondern auch, die Gesamterscheinung auf harmonische Weise zu verbessern.

Einer der Hauptvorteile nicht-invasiver Methoden ist die Minimierung von Risiken und Nebenwirkungen, die häufig mit chirurgischen Eingriffen verbunden sind. Diese Techniken erfordern normalerweise keine Vollnarkose, verursachen weniger Schmerzen und Komplikationen und erlauben den Patienten eine schnellere Rückkehr zu ihren täglichen Aktivitäten. Darüber hinaus bieten nicht-invasive Verfahren eine feinere Kontrolle über die Behandlungsergebnisse, was eine hohe Präzision und Anpassungsfähigkeit ermöglicht.

Die Integration dieser Methoden erfordert jedoch ein tiefes Verständnis für die Wirkungsweise jeder Technik und die besten Praktiken für ihre Anwendung. Die Auswahl der geeigneten Technologie, die Einstellung der Geräte und die Planung der Behandlungsschritte müssen sorgfältig abgewogen werden, um die besten Ergebnisse zu erzielen und die Sicherheit des Patienten zu gewährleisten. Die Behandlungsplanung muss die individuellen Eigenschaften des Patienten wie Hauttyp, Alter, Gesundheitszustand und ästhetische Ziele berücksichtigen.

Ein weiterer wichtiger Aspekt der Integration nicht-invasiver Methoden ist die Nachsorge. Patienten müssen umfassend über die Pflege nach der Behandlung aufgeklärt werden, um die Ergebnisse zu maximieren und Nebenwirkungen zu minimieren. Dies kann die Verwendung spezieller Hautpflegeprodukte, die Vermeidung von Sonnenexposition und die Einhaltung eines gesunden Lebensstils umfassen.

Insgesamt bietet die Integration nicht-invasiver Methoden in der ästhetischen Medizin eine umfassende, personalisierte und risikoarme Alternative zu chirurgischen Verfahren. Mit der richtigen Anwendung und Nachsorge können diese Techniken effektiv dazu beitragen, das äußere Erscheinungsbild zu verbessern und das Selbstvertrauen der Patienten zu steigern.

Rolle von Ernährung und Fitness

Die Rolle von Ernährung und Fitness im Rahmen minimalinvasiver Eingriffe in der ästhetischen Medizin ist von entscheidender Bedeutung. Obwohl solche Eingriffe dazu beitragen können, das äußere Erscheinungsbild zu verbessern, ist eine ganzheitliche Herangehensweise, die auch Ernährung und Fitness einbezieht, wesentlich, um die besten langfristigen Ergebnisse zu erzielen.

Ernährung und Fitness spielen eine zentrale Rolle bei der Aufrechterhaltung der Ergebnisse von minimalinvasiven Eingriffen wie der Fettreduktion oder der Hautstraffung. Eine gesunde, ausgewogene Ernährung kann dazu beitragen, das Gewicht zu stabilisieren und die

Ansammlung neuer Fettdepots nach Verfahren wie der Laser-Lipolyse oder der Ultraschall-Fettreduktion zu verhindern. Die richtige Ernährung liefert nicht nur die notwendigen Nährstoffe für die Hautregeneration und -heilung, sondern fördert auch das allgemeine Wohlbefinden und eine gesunde Körperzusammensetzung.

Gleichzeitig ist regelmäßige körperliche Aktivität wesentlich, um die durch minimalinvasive Eingriffe erzielten Verbesserungen zu unterstützen und zu verstärken. Fitnessübungen helfen, den Körper zu straffen, die Muskulatur zu stärken und die allgemeine Körperform zu verbessern. Darüber hinaus trägt regelmäßige Bewegung zur Verbesserung der Durchblutung bei, was für eine gesunde Hautfunktion und das Erscheinungsbild der Haut von Bedeutung ist. Körperliche Aktivität kann auch das Risiko von Nebenwirkungen nach Eingriffen reduzieren, indem sie die Durchblutung fördert und somit zur schnelleren Heilung und Reduzierung von Schwellungen beiträgt.

Ein weiterer wichtiger Aspekt ist die psychologische Wirkung, die eine gesunde Ernährung und regelmäßige Bewegung auf die Patienten haben können. Diese Lebensstilfaktoren tragen nicht nur zu einem besseren physischen Erscheinungsbild bei, sondern können auch das Selbstvertrauen und das allgemeine Wohlbefinden steigern. Dies ist besonders wichtig, da ästhetische Verfahren oft darauf abzielen, das Selbstbild und die Lebensqualität der Patienten zu verbessern.

Es ist jedoch zu beachten, dass Ernährung und Fitness allein in der Regel nicht ausreichen, um bestimmte ästhetische Ziele zu erreichen, die mit minimalinvasiven Eingriffen erzielt werden können. Sie sind vielmehr als Ergänzung zu diesen Verfahren zu sehen, die dazu beitragen, die Ergebnisse zu erhalten und zu optimieren.

In der Summe ist die Integration von Ernährung und Fitness in den Behandlungsplan für Patienten, die minimalinvasive Eingriffe in Erwägung ziehen, unerlässlich. Ein holistischer Ansatz, der diese Aspekte einbezieht, fördert nicht nur die Wirksamkeit der ästhetischen Eingriffe, sondern trägt auch zu einer nachhaltigen Verbesserung des Lebensstils und des allgemeinen Wohlbefindens bei.

Kapitel 9: Ethik, Gesetze und Richtlinien

Ethische Überlegungen in der ästhetischen Medizin

Die ästhetische Medizin, die darauf abzielt, das Erscheinungsbild zu verbessern, steht oft an der Schnittstelle zwischen Gesundheitsversorgung und individuellen Wünschen nach körperlicher Veränderung. Daher ergeben sich spezifische ethische Fragestellungen, die sorgfältig berücksichtigt werden müssen.

Zunächst ist die **Einwilligung nach Aufklärung** (Informed Consent) ein zentraler ethischer Pfeiler. Patienten müssen umfassend über die Natur des vorgeschlagenen Verfahrens, dessen Risiken, Nebenwirkungen und erwartete Ergebnisse informiert werden. Dies schließt auch Informationen über mögliche Alternativen und die langfristigen Auswirkungen des Eingriffs ein. Die Entscheidung für eine ästhetische Behandlung sollte immer freiwillig und auf der Grundlage aller relevanten Informationen erfolgen.

Ein weiterer wichtiger Aspekt ist **die realistische Erwartungshaltung**. Es ist die Verantwortung des Behandlers, realistische Erwartungen bezüglich der Ergebnisse zu setzen und übertriebene oder unerreichbare Ziele zu vermeiden. Dies beinhaltet auch, die Motivationen des Patienten für den Eingriff zu verstehen und mögliche psychologische Auswirkungen zu berücksichtigen.

Die **Sicherheit des Patienten** steht immer im Vordergrund. Ästhetische Eingriffe sollten unter Einhaltung höchster medizinischer Standards durchgeführt werden. Dies bedeutet, dass Behandlungen nur von qualifizierten Fachkräften unter Verwendung angemessener Techniken und Geräte durchgeführt werden sollten. Es ist entscheidend, das Wohl des Patienten über wirtschaftliche Interessen zu stellen.

Ein weiteres wichtiges Thema ist die **Autonomie des Patienten**. Ästhetische Entscheidungen sind oft tief persönlich, und die Wünsche und Werte des Patienten sollten respektiert werden. Gleichzeitig müssen Ärzte ihre professionelle Einschätzung abgeben, um übermäßig riskante oder unnötige Eingriffe zu vermeiden.

Die **Privatsphäre und Vertraulichkeit** sind ebenfalls von großer Bedeutung. Patienteninformationen und Behandlungsdetails sind vertraulich zu behandeln. Dies ist besonders wichtig in einem Bereich, der oft mit persönlichen und sensiblen Informationen verbunden ist.

In der ästhetischen Medizin ist es außerdem wichtig, die **sozialen und kulturellen Implikationen** von Schönheitsidealen und Körperbildern zu berücksichtigen. Ärzte sollten sich der möglichen Auswirkungen ihrer Arbeit auf die Wahrnehmung von Schönheitsstandards und Selbstwertgefühl bewusst sein.

Zusammenfassend erfordert die Praxis in der ästhetischen Medizin ein hohes Maß an ethischem Bewusstsein und Verantwortung. Die Wahrung von

Patientensicherheit, Informed Consent, realistischen Erwartungen, der Autonomie des Patienten sowie der Privatsphäre und Vertraulichkeit sind entscheidend, um das Vertrauen der Patienten zu erhalten und ethisch einwandfrei zu handeln.

Gesetzliche Rahmenbedingungen und Standards

Auch in der ästhetischen Medizin existieren gesetzliche Rahmenbedingungen und Standards. Sie sind wichtig, um die Sicherheit der Patienten zu gewährleisten und ein hohes Qualitätsniveau der Behandlungen sicherzustellen. Diese Vorschriften, die von Land zu Land variieren, basieren auf einigen grundlegenden Prinzipien, die weitgehend universell gelten.

Ein zentraler Aspekt dieser Regelungen ist die Anforderung, dass nur **qualifizierte Fachkräfte** diese Eingriffe durchführen dürfen. Dies beinhaltet in der Regel Ärzte, spezialisierte Dermatologen oder plastische Chirurgen sowie in einigen Fällen ausgebildete medizinische Fachkräfte unter ärztlicher Aufsicht. Die spezifischen Anforderungen an Ausbildung und Zertifizierung variieren je nach Region, aber sie stellen sicher, dass die durchführenden Personen über die notwendige Kompetenz und Erfahrung verfügen.

Die verwendeten **Geräte und Produkte**, wie Laser, Füllstoffe oder Botulinumtoxin, müssen ebenfalls von den zuständigen Gesundheitsbehörden zugelassen sein.

Diese Zulassungen basieren auf umfassenden klinischen Tests, die die Sicherheit und Effektivität der Produkte und Geräte gewährleisten.

Patientensicherheit und -aufklärung sind weitere wichtige Säulen. Gesetze und Vorschriften betonen die Notwendigkeit, Patienten umfassend über Risiken, potenzielle Nebenwirkungen und erwartete Ergebnisse zu informieren. Dazu gehört auch, Patienten über alternative Behandlungsmöglichkeiten aufzuklären.

Datenschutz und Vertraulichkeit spielen ebenfalls eine große Rolle. Persönliche und medizinische Informationen der Patienten müssen gemäß den strengen Datenschutzbestimmungen behandelt werden.

Standardisierte Behandlungsprotokolle sind notwendig, um Konsistenz und Sicherheit in der Behandlung zu gewährleisten. Geeignete Nachsorgemaßnahmen sind Teil dieser Protokolle, um die Heilung zu fördern und Komplikationen zu minimieren.

In vielen Ländern ist es zudem erforderlich, dass Anbieter von minimalinvasiven Eingriffen eine **Berufshaftpflichtversicherung** abschließen, um sich und die Patienten im Falle von Komplikationen oder Fehlbehandlungen abzusichern.

Die fortlaufende **Bildung und das Training** des medizinischen Fachpersonals sind unerlässlich, um mit den neuesten Techniken, Forschungen und Sicherheitsstandards Schritt zu halten. Diese fortwährende

Weiterbildung gewährleistet, dass die Fachkräfte auf dem neuesten Stand der medizinischen Praxis bleiben.

Die Einhaltung dieser gesetzlichen Rahmenbedingungen und Standards ist wesentlich, um ein hohes Maß an Professionalität und ethischer Verantwortung in der ästhetischen Medizin zu gewährleisten. Sie tragen dazu bei, das Vertrauen der Patienten in diese Dienstleistungen zu stärken und sicherzustellen, dass minimalinvasive Eingriffe sowohl sicher als auch effektiv durchgeführt werden.

Richtlinien für Praktizierende

Für Praktizierende in der ästhetischen Medizin, die sich auf minimalinvasive Eingriffe spezialisieren, ist es essenziell, sich an bestimmte Richtlinien und Best Practices zu halten, die sowohl die Patientensicherheit als auch die Qualität der Behandlung gewährleisten. Eine angemessene Qualifikation und fortlaufende Ausbildung sind grundlegend, um sicherzustellen, dass die Praktizierenden über das erforderliche Wissen und die Fähigkeiten verfügen, um die Eingriffe sicher und effektiv durchzuführen.

Die Aufklärung der Patienten spielt eine zentrale Rolle im Behandlungsprozess. Praktizierende sollten sicherstellen, dass ihre Patienten umfassend über die Risiken, Vorteile und möglichen Ergebnisse des Eingriffs informiert sind, sodass diese eine fundierte Entscheidung treffen können. Das Einholen einer schriftlichen

Einwilligung nach einer gründlichen Aufklärung ist ein wichtiger Schritt, um die ethischen Standards der Praxis zu wahren.

Ethisches Handeln ist ebenfalls von großer Bedeutung. Praktizierende sollten sich darauf konzentrieren, realistische Erwartungen zu setzen und Behandlungen nur dann durchzuführen, wenn sie im besten Interesse des Patienten sind. Unrealistische Hoffnungen oder unnötige Eingriffe sollten vermieden werden.

Die Sicherheit des Patienten muss immer an erster Stelle stehen. Dies bedeutet die Verwendung von zugelassenen und sicheren Geräten und Produkten, das Einhalten steriler Verfahren und die Beachtung aller Sicherheitsprotokolle. Eine genaue Dokumentation der Behandlungen und der Patientenreaktionen ist unerlässlich, um eine qualitativ hochwertige Behandlung und Nachverfolgung zu gewährleisten.

Individuell angepasste Behandlungspläne, die auf die spezifischen Bedürfnisse und Ziele jedes Patienten zugeschnitten sind, sind entscheidend, um optimale Ergebnisse zu erzielen. Standardisierte Ansätze sollten vermieden werden, da sie nicht die individuellen Unterschiede zwischen Patienten berücksichtigen.

Eine sorgfältige Nachsorge und regelmäßige Follow-up-Termine sind wichtig, um den Heilungsverlauf zu überwachen und eventuelle Komplikationen rechtzeitig zu erkennen und zu behandeln. Praktizierende sollten auch bereit sein, auf Komplikationen effektiv zu reagieren und angemessene Maßnahmen zu ergreifen.

Die fortlaufende Bildung in neuen Techniken, Behandlungsansätzen und branchenrelevanten Entwicklungen ist für Praktizierende unerlässlich, um ihre Fähigkeiten zu schärfen und auf dem neuesten Stand der Praxis zu bleiben.

Durch die Befolgung dieser integrierten Ansätze und Richtlinien können Praktizierende in der ästhetischen Medizin ein hohes Maß an Professionalität aufrechterhalten und das Vertrauen sowie die Sicherheit ihrer Patienten sicherstellen.

Patientenrechte und -aufklärung

In der ästhetischen Medizin ist die Achtung der Patientenrechte und eine umfassende Patientenaufklärung von zentraler Bedeutung. Patienten haben das Recht auf vollständige Information über alle Aspekte einer geplanten Behandlung, einschließlich potenzieller Risiken, Nebenwirkungen und erwarteter Ergebnisse. Dieses Wissen ist entscheidend, damit Patienten fundierte Entscheidungen über ihre Behandlung treffen können.

Die **Aufklärung** sollte alle relevanten Informationen über den Eingriff umfassen, wie die Art des Verfahrens, die zu erwartenden Schritte während und nach der Behandlung, mögliche Risiken und Komplikationen sowie alternative Behandlungsmethoden. Ebenso wichtig ist die Diskussion der Erwartungen des Patienten und der realistischen Ergebnisse, die mit der Behandlung erzielt werden können.

Patienten haben außerdem das Recht auf eine vertrauliche Behandlung ihrer persönlichen und medizinischen Informationen. Die **Privatsphäre und Vertraulichkeit** sind grundlegende Aspekte der Patientenrechte und müssen von allen medizinischen Fachkräften respektiert und geschützt werden. Zudem haben Patienten das Recht, ihre Zustimmung zu einer Behandlung zu verweigern oder eine bereits gegebene Zustimmung zurückzuziehen. Dies muss ohne jeglichen Druck oder negative Konsequenzen für ihre weitere medizinische Versorgung möglich sein.

Die Patientenaufklärung sollte nicht nur eine einmalige Informationssitzung vor der Behandlung sein, sondern ein fortlaufender Prozess, der auch die Nachsorge und mögliche Folgebehandlungen umfasst. Patienten sollten ermutigt werden, Fragen zu stellen und Bedenken zu äußern, sowohl vor als auch nach dem Eingriff.

Insgesamt ist es die Verantwortung der Praktizierenden, eine Atmosphäre des Vertrauens und der Offenheit zu schaffen und sicherzustellen, dass die Patienten über alle Aspekte ihrer Behandlung gut informiert und in die Entscheidungsfindung einbezogen sind. Die Wahrung der Patientenrechte und eine gründliche Aufklärung sind unerlässlich, um ethische und professionelle Standards in der ästhetischen Medizin aufrechtzuerhalten.

Behandlungskosten

Die Kosten für minimalinvasive Behandlungen zur Fettreduktion werden in der Regel von den Patienten selbst getragen. Diese Art von Eingriffen fällt meistens in die Kategorie der ästhetischen oder kosmetischen Medizin, die typischerweise nicht von den gesetzlichen oder privaten Krankenversicherungen abgedeckt wird, da sie als nicht medizinisch notwendig angesehen werden.

Es gibt allerdings einige Ausnahmefälle, in denen eine Krankenversicherung möglicherweise die Kosten übernimmt. Dies kann der Fall sein, wenn die Behandlung aus medizinischen Gründen notwendig ist, beispielsweise bei gesundheitlichen Problemen, die durch überschüssiges Fett verursacht werden. In solchen Fällen müssen jedoch oft spezifische Bedingungen erfüllt sein, und es ist erforderlich, dass ein Arzt die medizinische Notwendigkeit der Behandlung bestätigt.

Patienten, die sich für eine minimalinvasive Fettreduktionsbehandlung interessieren, sollten sich direkt an ihre Krankenversicherung wenden, um festzustellen, ob eine Kostenübernahme in ihrem speziellen Fall möglich ist. In den meisten Fällen müssen sie jedoch damit rechnen, die Kosten selbst zu tragen. Es ist auch ratsam, vor Beginn der Behandlung detaillierte Kostenvoranschläge von den behandelnden Einrichtungen einzuholen, um eine klare Vorstellung von den anfallenden Kosten zu haben.

Eigenbehandlung

Minimalinvasive Maßnahmen in der ästhetischen Medizin, insbesondere solche, die auf Fettreduktion abzielen, sollten niemals ohne die Aufsicht und Durchführung durch einen qualifizierten Arzt oder ein entsprechend geschultes medizinisches Fachpersonal durchgeführt werden. Diese Verfahren erfordern spezialisiertes Wissen, Fähigkeiten und Erfahrung, sowohl in Bezug auf die Anwendung der Technik als auch im Umgang mit möglichen Risiken und Nebenwirkungen.

Das Durchführen solcher Behandlungen ohne medizinische Aufsicht birgt erhebliche Risiken, einschließlich Infektionen, unsachgemäße Ergebnisse, Narbenbildung und andere schwerwiegende Komplikationen. Darüber hinaus verstößt die eigenständige Durchführung von medizinischen Verfahren ohne entsprechende Lizenz in vielen Ländern gegen das Gesetz.

Patienten, die eine minimalinvasive Fettreduktion oder andere ästhetische Verfahren in Betracht ziehen, sollten sich immer an qualifizierte Ärzte wenden, die in der Lage sind, eine professionelle Einschätzung vorzunehmen, die Behandlung sicher durchzuführen und eine angemessene Nachsorge zu gewährleisten. Es ist wichtig, die Entscheidung für solche Eingriffe sorgfältig zu treffen und sie in einer professionellen medizinischen Umgebung durchführen zu lassen, um Gesundheitsrisiken zu minimieren und die bestmöglichen Ergebnisse zu erzielen.

Hinzu kommt, dass Arzneimittel, die bei minimalinvasiven Behandlungen zur Fettreduktion eingesetzt werden, in der Regel rezeptpflichtig sind. Dies trifft insbesondere auf Medikamente zu, die für Injektionslipolyse verwendet werden, wie beispielsweise Injektionslösungen, die Phosphatidylcholin und Deoxycholsäure enthalten. Solche Präparate dürfen nur von qualifizierten Ärzten verschrieben und angewendet werden. Eine der wenigen Ausnahmen hiervon ist das Medikament Orlistat (Alli), das zwar apothekenpflichtig, aber nicht verschreibungspflichtig ist.

Die Rezeptpflichtigkeit solcher Arzneimittel dient dazu, die Sicherheit der Patienten zu gewährleisten. Sie stellt sicher, dass die Medikamente nur unter medizinischer Aufsicht und nach einer gründlichen Bewertung der Eignung des Patienten für die Behandlung eingesetzt werden. Darüber hinaus gewährleistet sie, dass die Behandlung von medizinischem Fachpersonal durchgeführt wird, das in der Lage ist, die Medikamente korrekt zu dosieren und anzuwenden sowie mögliche Nebenwirkungen zu managen.

Es ist wichtig, dass Patienten, die eine minimalinvasive Fettreduktionsbehandlung in Erwägung ziehen, sich an qualifizierte und lizenzierte Ärzte wenden. Selbstmedikation oder der Erwerb von verschreibungspflichtigen Medikamenten ohne ärztliche Aufsicht kann ernsthafte Gesundheitsrisiken mit sich bringen und ist grundsätzlich zu vermeiden.

Kapitel 10: Zukunftsaussichten

Aktuelle Forschung und zukünftige Entwicklungen

Die aktuelle Forschung und die zukünftigen Entwicklungen im Bereich der minimalinvasiven Eingriffe in der ästhetischen Medizin sind dynamisch und versprechen fortlaufende Innovationen und Verbesserungen. Der Fokus liegt dabei auf der Entwicklung neuer Techniken und Geräte, die sicherere, effektivere und patientenfreundlichere Behandlungsoptionen bieten.

Ein wesentlicher Forschungsbereich ist die Verbesserung bestehender Technologien wie Laser, Radiofrequenz, Ultraschall und injizierbare Behandlungen. Forscher arbeiten daran, diese Techniken noch präziser und zielgerichteter zu machen, um die Ergebnisse zu verbessern und Nebenwirkungen zu minimieren. Beispielsweise werden bei der Lasertherapie fortschrittliche Geräte entwickelt, die spezifische Wellenlängen für unterschiedliche Hauttypen und -bedingungen bieten.

Ein weiteres wichtiges Forschungsfeld ist die Entwicklung von Kombinationstherapien. Durch die Kombination verschiedener Technologien in einem einzigen Behandlungsplan können Synergien genutzt werden, um umfassendere und nachhaltigere Ergebnisse zu erzielen. Beispielsweise kann die Kombination von

Laserbehandlungen mit Radiofrequenztherapie eine effektivere Hautstraffung und Texturverbesserung bieten.

Die Forschung konzentriert sich auch auf die Entwicklung neuer Materialien und Produkte für injizierbare Behandlungen. Dies umfasst die Schaffung länger anhaltender und sicherer Füllstoffe sowie Botulinumtoxin-Produkte, die natürlichere Ergebnisse liefern. Darüber hinaus wird an der Entwicklung von Produkten gearbeitet, die spezifische Probleme wie Hautlaxität und Volumenverlust effektiver behandeln.

Die Integration von künstlicher Intelligenz und fortschrittlicher Bildgebungstechnologie ist ein weiterer spannender Fortschritt. Diese Technologien können Praktizierenden helfen, Behandlungspläne zu personalisieren und die Ergebnisse vorherzusagen, was zu präziseren Behandlungen und zufriedeneren Patienten führt.

In der Zukunft könnten wir auch eine größere Betonung auf präventive Ansätze in der ästhetischen Medizin sehen. Dies bedeutet, minimalinvasive Techniken nicht nur zur Korrektur, sondern auch zur Vorbeugung von Alterungserscheinungen und anderen Hautproblemen einzusetzen.

Insgesamt sind die Aussichten in der Forschung und Entwicklung im Bereich der minimalinvasiven Eingriffe vielversprechend. Mit dem Fortschreiten der Technologie und der Medizin können wir erwarten, dass die Behandlungen noch sicherer, effektiver und individueller auf die Bedürfnisse jedes Patienten zugeschnitten werden. Diese Fortschritte werden nicht nur die Behandlungsergebnisse verbessern, sondern auch das allgemeine Patientenerlebnis in der ästhetischen Medizin revolutionieren.

Innovative Technologien und neue Ansätze

In der ästhetischen Medizin zeichnen sich innovative Technologien und neue Ansätze ab, die darauf abzielen, Behandlungen effektiver, sicherer und patientenfreundlicher zu gestalten. Diese Entwicklungen repräsentieren den Fortschritt in der Wissenschaft und Technik und bieten neue Möglichkeiten, ästhetische Ziele zu erreichen.

Einer der bemerkenswerten Fortschritte ist die Weiterentwicklung der **Laser- und Lichttherapie**. Moderne Lasergeräte sind in der Lage, spezifischere Wellenlängen zu verwenden, was eine zielgerichtetere Behandlung ermöglicht. Dies verbessert nicht nur die Effektivität bei der Behandlung verschiedener Hautprobleme, sondern reduziert auch das Risiko von Nebenwirkungen. IPL (Intense Pulsed Light) Technologien werden ebenfalls verfeinert, um eine breitere Palette von Hautproblemen mit geringeren Ausfallzeiten zu behandeln.

Radiofrequenz- und Ultraschalltechnologien entwickeln sich ebenfalls weiter. Diese Techniken, die für Hautstraffung und Fettreduktion eingesetzt werden, werden zunehmend präziser und können tieferliegende Gewebeschichten erreichen, ohne die Haut zu beschädigen. Die Einführung von Mikronadel-Radiofrequenz-Geräten kombiniert Mikronadeln mit Radiofrequenzenergie, um eine intensivere Hautverjüngung zu erzielen.

Injektionsverfahren erfahren ebenfalls Innovationen. Die Entwicklung neuer Füllstoffe und Botulinumtoxin-Formulierungen zielt darauf ab, natürlichere Ergebnisse zu erzielen und die Dauer der Wirkung zu verlängern. Es gibt auch Bemühungen, die Sicherheit dieser Produkte weiter zu erhöhen und das Risiko von Komplikationen zu verringern.

Ein weiterer aufkommender Trend ist der Einsatz von **Kombinationstherapien**, bei denen mehrere Behandlungstechniken kombiniert werden, um synergistische Effekte zu erzielen. Dies kann beispielsweise die Kombination von Lasertherapie mit topischen Behandlungen oder die gleichzeitige Anwendung von Radiofrequenz- und Ultraschalltechniken umfassen.

Künstliche Intelligenz und maschinelles Lernen gewinnen ebenfalls an Bedeutung. Diese Technologien können bei der Analyse von Hautbildern, der Vorhersage von Behandlungsergebnissen und der Personalisierung von Behandlungsplänen helfen. Die Integration von AI in Diagnosewerkzeuge und Behandlungsgeräte wird in der Zukunft wahrscheinlich eine größere Rolle spielen.

Schließlich ist ein steigendes Interesse an präventiven Ansätzen und ganzheitlichen Behandlungen zu beobachten. Dies beinhaltet Techniken, die nicht nur auf die Behandlung bestehender ästhetischer Probleme abzielen, sondern auch auf die Verzögerung des Alterungsprozesses und die Förderung eines gesunden Hautzustandes.

Diese innovativen Technologien und Ansätze erweitern kontinuierlich die Grenzen dessen, was in der ästhetischen Medizin möglich ist, und bieten Patienten mehr Optionen und bessere Ergebnisse. Mit zunehmender Forschung und Entwicklung können wir erwarten, dass diese Trends weiterhin an Bedeutung gewinnen und die Landschaft der ästhetischen Behandlungen prägen.

Fazit

Dieser Ratgeber hat eine umfassende Übersicht über die verschiedenen minimalinvasiven Methoden zur Fettreduzierung in der ästhetischen Medizin geboten, von Injektionslipolyse über Kryolipolyse bis hin zu Laserverfahren und Radiofrequenztherapie. Es hat deutlich gemacht, dass, obwohl diese Methoden effektive Alternativen zu traditionellen chirurgischen Eingriffen wie der Liposuktion darstellen, sie dennoch sorgfältige Überlegung und professionelle Durchführung erfordern.

Die Sicherheit und Wirksamkeit dieser Verfahren hängen stark von der Qualifikation des Behandlers, der Qualität der verwendeten Geräte und der individuellen Eignung des Patienten ab. Jede Technik hat ihre eigenen Vorteile, Grenzen und möglichen Risiken, die vor der Entscheidung für einen Eingriff sorgfältig abgewogen werden müssen.

Dieses Buch hat auch die Bedeutung einer umfassenden Patientenaufklärung und Nachsorge hervorgehoben, um die bestmöglichen Ergebnisse zu erzielen und mögliche Komplikationen zu minimieren. Es hat betont, dass diese minimalinvasiven Verfahren am effektivsten sind, wenn sie als Teil eines ganzheitlichen Ansatzes zur Körperkonturierung und unter Berücksichtigung eines gesunden Lebensstils angewendet werden.

Abschließend bietet das Buch hoffentlich eine wertvolle Ressource für alle, die an den neuesten Entwicklungen und Techniken in der Welt der minimalinvasiven Fettreduktion interessiert sind, sei es als medizinische Fachkräfte, Patienten oder einfach als Interessierte.

Es legt nahe, dass mit der richtigen Anwendung und unter Beachtung aller Sicherheitsaspekte, minimalinvasive Methoden zur Fettreduktion wirksame und sichere Optionen zur Verbesserung der Körperkontur und des Selbstwertgefühls bieten können.